新世纪高职高专系列"十二五"规划教材

康复护理技术

（供康复治疗技术、护理专业用）

主　编　胡鸿雁　黄明勇
副主编　戴　波　肖　娟

东南大学出版社
·南京·

图书在版编目(CIP)数据

康复护理技术/胡鸿雁,黄明勇主编. —南京:东南大学出版社,2011.8(2019.1重印)

新世纪高职高专系列"十二五"规划教材

ISBN 978-7-5641-2963-7

Ⅰ.①康… Ⅱ.①胡…②黄… Ⅲ.①康复医学:护理学—高等职业教育—教材 Ⅳ.①R47

中国版本图书馆 CIP 数据核字(2011)第 172588 号

康复护理技术

出版发行	东南大学出版社
出 版 人	江建中
社　　址	南京市四牌楼 2 号
邮　　编	210096

经　　销	全国新华书店
印　　刷	南京京新印刷有限公司
开　　本	700mm×1000mm　1/16
印　　张	10.75
字　　数	220 千字
版　　次	2011 年 8 月第 1 版
印　　次	2019 年 1 月第 3 次印刷
书　　号	ISBN 978-7-5641-2963-7
印　　数	4501—5500 册
定　　价	28.00 元

(凡因印装质量问题,请与我社读者服务部联系。电话:025-83792328)

《康复护理技术》编委会

主　编　胡鸿雁　黄明勇

副主编　戴　波　肖　娟

编　者　（以姓氏拼音为序）
　　　　戴　波　何　琼　胡鸿雁
　　　　廖文玲　肖　娟

前　言

为了落实《国家中长期教育改革和发展规划纲要》中提出的"增强职业教育吸引力"的要求，深化高职教育改革，我们编写了本教材。

现代康复医学自20世纪80年代引入我国，在20多年的时间得到了迅速发展。康复护理作为康复医学的一个组成部分，其运用康复护理技术实施并协助执行康复计划，在康复计划的完成中起着十分重要的作用。

本教材打破以往《康复护理技术》教材内容序化规律，按典型工作任务分为三个部分。第一部分为"病"的康复护理技术，重点介绍临床康复常见疾病的康复护理技术；第二部分为"伤"的康复护理技术，重点介绍临床康复损伤类疾病的康复护理技术；第三部分为"残"的康复护理技术，重点介绍临床康复残疾类疾病的康复护理技术。为了强化学生的技能，我们在每部分的内容中融入了与之相关的技能训练。

教材的结构分为引导案例、正文、考查案例、技能训练、习题。

本书在编写过程中全程受到随州职业技术学院教务处及医护学院教务科的指导，得到了随州市中心医院康复科、随州市中医院康复科的大力支持，在此表示感谢。

此书由于编写时间紧，任务重，康复治疗技术又是一个新的专业，可借鉴的资料较少，书中若有错误和不当之处，我们争取尽快在再版时修正。真诚欢迎使用本教材的广大读者给予批评和指正。

编者

2010年12月

目 录

学习情境一 "病"的康复护理技术

学习子情境一 慢性阻塞性肺部疾病的康复护理技术……………（ 2 ）

学习子情境二 颈椎病的康复护理技术…………………………（ 13 ）

学习子情境三 腰椎间盘突出症的康复护理技术………………（ 26 ）

学习子情境四 脑血管意外的康复护理技术……………………（ 31 ）

习题…………………………………………………………………（ 55 ）

学习情境二 "伤"的康复护理技术

学习子情境一 骨折的康复护理技术……………………………（ 60 ）

学习子情境二 关节置换术后的康复护理技术…………………（ 72 ）

学习子情境三 脊髓损伤的康复护理技术………………………（ 94 ）

学习子情境四 烧伤的康复护理技术……………………………（110）

习题…………………………………………………………………（118）

学习情境三 "残"的康复护理技术

学习子情境一 脑性瘫痪的康复护理技术………………………（122）

学习子情境二 截肢后的康复护理技术…………………………（151）

习题…………………………………………………………………（160）

参考文献……………………………………………………………（163）

学习情境一

"病"的康复护理技术

学习子情境一　慢性阻塞性肺部疾病的康复护理技术

【引导案例】

　　患者,男,70岁,咳喘10年,下肢间断水肿1年。咳大量黄痰,伴嗜睡1日入院。查体:T37℃、P140次/min、R20次/min,血压正常,轻度嗜睡,口唇发绀,两肺有干湿啰音,心律齐,未闻杂音,腹部(一),下肢及腰骶部无水肿,膝反射正常,巴氏征(一)。血白细胞总数正常,中性粒细胞0.85,PaO_2 6.7 kPa(50 mmHg),$PaCO_2$ 8 kPa(60 mmHg),胸片未见炎性阴影。

　　问题:患者存在的主要功能障碍有哪些？如何进行康复护理？

【学习任务】

能力目标:学会指导病人有效咳嗽训练、体位引流、呼吸训练、运动训练。
知识目标:掌握慢性阻塞性肺部疾病的康复护理措施;
　　　　　熟悉慢性阻塞性肺部疾病主要功能障碍、康复教育。
素质目标:养成康复护理人员良好的心理素质。
　　　　　培养学生的责任心、诚信意识和爱"伤"观念。

　　慢性阻塞性肺部疾病(chronic obstructive pulmonary disease,COPD)简称慢阻肺。是以气流阻力增大及肺弹性回缩力降低所引起的气流受限为特征的肺部疾病,气流受限不完全可逆,呈进行性发展。确切的病因还不清楚,但认为与肺部对有害气体或有害颗粒的异常炎症反应有关。慢性支气管炎和阻塞性肺气肿是导致COPD最常见的疾病。

　　COPD是呼吸系统的常见病和多发病,患病率和死亡率均居高位,严重地影响了人类健康。近年来,COPD的发病率与死亡率仍然呈上升趋势。目前在我国,医生和患者本人都很重视COPD发作期病情控制,却忽视了缓解期的肺功能的康复,对如何延缓和控制缓解期肺功能进一步恶化、改善呼吸功能、提高患者工作和生活能力方面还没有提出系统有效的方案。系统有效的康复护理,有助于控制呼吸困难症状,减少急性病发作率,阻止和延缓肺功能的进一步恶化,争取生活自理,进而恢复生活工作能力。

一、主要功能障碍

　　COPD发生后,除引起肺功能障碍外,随着病程的延长,心脏及其他器官也会受到影响,患者的生活活动能力逐年下降。

(一) 有效呼吸降低

由于慢阻肺的病理生理变化,患者在呼吸过程中的有效通气量降低,呼气末残留在肺部的气体量增加,影响了外界大气的进入;长期慢性炎症,呼吸道分泌物引流不畅,影响肺部充分的气体交换;一些慢性支气管炎患者年龄偏大,有不同程度的驼背,肋软骨有不同程度的钙化,限制了胸廓的活动,导致肺通气量下降,使有效呼吸降低。缺氧症状表现为劳累性气短、气促、咳嗽、咳痰等。

(二) 病理性呼吸模式

肺气肿影响了患者平静呼吸过程中膈肌的上下移动,减少了肺的通气量;患者为了弥补呼吸量的不足,在安静状态下以胸式呼吸为主,甚至动用辅助呼吸肌(如胸大肌、三角肌、斜方肌),形成了病理性呼吸模式,限制了有效呼吸。

(三) 呼吸肌无力

患者有效呼吸降低、呼吸困难及病理性呼吸模式产生,机体活动量减少,严重影响了膈肌、肋间肌、腹肌等呼吸肌的运动,导致呼吸肌无力。

(四) 能耗增加和活动能力减退

由于病理性呼吸模式,使许多不该参与呼吸的肌群参与呼吸运动,同时气短、气促,使患者精神和颈背部甚至全身肌群紧张,造成机体体能消耗增加。另外,患者因惧怕劳累性气短常会限制自己的日常活动,有一些患者甚至长期卧床,丧失了日常生活能力和工作能力。

(五) 心理变化

由于长期的供氧不足会造成气短、气促、烦躁不安、精神紧张,影响患者的休息与睡眠,给患者带来严重的心理压力和精神负担。

二、康复护理措施

(一) 心理护理

由于长期咳嗽、胸闷、呼吸困难影响了患者的正常生活,患者常随病情进展而感觉无力。因此患者常有焦虑、悲观、失落或依赖等心理障碍,这些心理障碍会随着病情恶化而加重。护理人员在康复护理过程中应仔细观察患者的言行,对不同的心理反应给予相应的心理护理。

(二) 保持和改善呼吸道通畅

1. 正确体位的摆放

患者可采取坐位或半卧位,有利于肺扩张。

2. 指导患者进行有效咳嗽

有效咳嗽是一种使过多的支气管分泌物由气道排出的技术。在不致病或不增加支气管痉挛的前提下，增加分泌物清除效率，改善通气功能。有效咳嗽的方法为：先深吸气，然后关闭喉头增加气道内压力，再收缩腹肌（通过增加腹腔压力抬高膈肌）同时收缩肋间肌（固定胸廓不使其扩张）以提高胸腔内压，在肺泡内压力明显提高时突然将声门打开，即可将痰液随喷出气流排出。

3. 胸部叩拍

将手指并拢，掌心成杯状，运用腕动力量在引流部位胸壁上叩拍，使分泌物松懈。叩拍应沿支气管的走向从上往下拍或从下往上拍，高龄或皮肤易损者可用薄毛巾或其他保护物包盖在叩拍部位以保护皮肤，并注意观察患者的表情和生命体征。

4. 体位引流

体位引流是依靠重力作用促使各肺叶或肺段气道分泌物的引流排出。适用于神志清楚、体力较好、分泌物较多的老年人。

（三）呼吸训练

1. 放松练习

患者可采取卧、坐、站体位，放松全身肌肉。对不易松弛的患者进行放松技术练习，如对拟放松的部位，先紧张收缩，体会一下什么是紧张，然后再放松，逐步将各紧张的肌肉松弛；还可做肌紧张部位节律性摆动或转动，以利于该部肌群的放松。放松练习有利于气急、气短症状的缓解。

2. 重建生理性呼吸模式

患者先做放松训练，集中思想，呼瘪吸鼓，呼时经口，吸时经鼻，细吸深呼。方法是：患者可取坐位或卧位，一手置于胸骨底部感受膈肌活动，另一手置于胸部感受胸部和呼吸肌的运动，经鼻细细吸气，上腹部逐步向外鼓起，经口慢慢呼气上腹部逐步向内回缩，放松呼吸。循环进行。

3. 腹式呼吸

腹式呼吸又称膈呼吸，是进行慢阻肺康复的重要措施，由于肺气肿的病理改变，膈肌受过度膨胀的挤压而下降，使膈肌的活动度减弱，患者的呼吸运动被迫由肋间肌和辅助呼吸肌来负担，即变成胸式呼吸。因为胸廓的扩度小，辅助呼吸肌又容易疲劳，所以胸式呼吸的效果要比腹式呼吸差。此外由于患者长期处于供氧不足的状态，精神紧张、烦躁不安又增加耗氧量，进一步加重呼吸急促，形成了恶性循环。

4. 缩唇呼吸方法（puesed-lip breathing）

利用这一方法增加呼气阻力，并向内传递至支气管，提高支气管内压力，以防止支气管及小支气管过早塌陷，以增加肺泡内气体的排出量。

5. 深慢呼吸训练

方法是吸气与呼气时间比为1:2,每次训练前,先设置呼吸节律。随着训练次数的增多,所设置的节律逐渐减慢。慢阻肺患者呼吸由于通气频率比较快,呼吸幅度浅,潮气量小,解剖无效腔所占比例值增加,在通气量一定的情况下,肺泡通气量反而变小,而缓慢呼吸则与之相反,有助于提高肺泡通气量,改善肺的通气效益。初练者应避免由过多的深呼吸而发生过度通气综合征,可每练习3~5次后暂停数分钟,然后再练,如此反复直到完全掌握。

(四) 长期氧疗

慢阻肺患者由于通气功能障碍和通气/血流比例失调,常导致缺氧和二氧化碳的潴留,加重呼吸困难程度。每天持续低流量(<5 L/min)吸氧15 h,可改善活动协调性、运动耐力和睡眠。

(五) 运动训练

常采用步行为主的有氧训练。通常可作最简单的12 min行走距离测定,了解患者的活动能力。然后采用亚极量行走和登梯练习,改善耐力。开始进行5 min活动,休息适应后逐渐增加活动时间。当患者能忍受20 min/次运动后,即可以增加运动。每次运动后心率至少增加20%~30%,并在运动停止后5~10 min恢复至安静值。

(六) 提高上肢活动能力训练

可以用体操棒作高度超过肩部的各个方向的练习或高过头的上肢套圈练习,还可手持重物(0.5~3 kg)作高于肩部的活动,每活动1~2 min,休息2~3 min。每日2次。

三、康复教育

1. 介绍呼吸道一般知识,如呼吸道的解剖结构、呼吸肌的功能;
2. 介绍慢阻肺病因、病理生理、症状的正确评估。
3. 了解康复治疗的意义、方法和注意事项。
4. 正确、安全使用氧气。长期低流量吸氧可提高患者生存质量,使慢阻肺患者的生存率提高2倍。在氧气使用过程中主要应防止火灾及爆炸,在吸氧过程中应禁止吸烟。
5. 预防感冒发生。患者易感冒,继发细菌感染后使支气管炎症加重。可采用按摩、冷水洗脸、食醋熏蒸、增强体质等方法来预防感冒。
6. 戒烟。各种年龄及各期的慢阻肺患者均应戒烟。戒烟有助于减少呼吸道黏液的分泌,降低感染的危险性,减轻支气管壁的炎症,使支气管扩张剂发挥更有效的作用。

【考查案例】

患者,男,70岁,农民。

主诉:咳嗽,咳痰40年,气短,腹胀,腿肿2月,加重1月。

病史:年轻时开始吸烟,近40年经常咳嗽、咳痰,感冒时加重,严重时呈连续性咳嗽,夜间难以入睡。开始时咳少量黏稠白痰,后转为黄痰,早晨起床后量多,但无咳血。近2年多病情加重,咳嗽时常伴气喘,腹胀,上腹痛及两腿浮肿,严重时气喘不能平卧,进食量减少,尿量减少。曾在当地医院多次就诊,诊断为"气管炎",用青霉素治疗可缓解。1个月来因感冒发热,咳喘加重,日夜不能休息,腹胀,腿肿更加严重,不能下地活动,特来求治。

入院检查:T38.3℃ P90次/min,R24次/min,BP140/90 mmHg,气急,神情紧张,神志清,查体合作。皮肤黏膜轻度发绀,颌下浅表淋巴结可触数枚,似蚕豆大。巩膜未黄染,副鼻窦压痛(+),咽红,扁桃体Ⅱ°肿大,紫绀,颈软,颈静脉怒张,气管居中,甲状腺不大。胸廓对称呈吸气状态,两肺语颤减速弱,叩诊呈现过清音或鼓音,呼吸音普遍降低,满布干性啰音,两肺底散在湿啰音,心界未见增大,心前搏动减弱,未闻及器质性杂音。腹部轻度膨隆,肝肋下3 cm,质中,压痛(+)。脾未触及,肠鸣音存在,腹水(±),肾区叩痛(+)。

入院诊断:(1)慢性支气管炎;(2)慢性阻塞性肺气肿;(3)肺源性心脏病,Ⅲ°心衰。

问:如何进行体位引流、呼吸训练?

技能训练

技能一　心理护理技术

1. 支持性心理治疗

支持性心理治疗(supportive psychotherapy)是心理治疗中最基本的方法之一,适用于各种疾病。通过治疗者对患者的指导、劝解、鼓励、安慰和疏导的方法来支持和协助患者处理问题,适应所面对的现实环境,度过心理危机。支持性心理治疗并非帮助患者了解自己的潜在心理因素或动机,而在于帮助患者去适应目前所面对的现实。其特点是应用患者对治疗者的信赖帮助患者。主要的支持性心理治疗有以下几种。

(1)倾听　治疗者应倾听患者陈述,使患者感到治疗者的关心,从而坚定信心,协助分析患者发病及症状迁延的主客观因素,把患者康复的结局实事求是地告诉患者,并告诉患者从哪些方面努力才能实现其愿望。调动患者的主观能动性,鼓励患者通过自己的努力改善功能。有时患者会对治疗者产生依赖,这将影响患者的康复。

(2) 解释　就是向患者说明道理,帮助患者解除顾虑、树立信心。当残疾发生后患者处于焦虑、易怒、恐惧、郁闷和悲观之中,缺乏对残疾的认识,治疗者及时给予解释可释去心理负担。

(3) 保证　患者对残疾表现出多疑和焦虑不安,治疗者根据患者的实际及时地以事实为依据,用坚定的语调和充满信心的态度,对预后进行肯定和保证,治疗者给予保证对改善患者情绪和康复是十分有益的。

2. 行为疗法

行为疗法(behavior therapy)又称行为矫正,是以学习理论为基础的一类心理治疗方法,应用学习理论来克服精神和心理障碍。人们通过后天学习,可以获得正常的适应社会的良好行为,反之通过后天学习获得的不适应社会的行为,也可以被矫正。

行为疗法的理论基础是行为主义理论中的学习学说、巴甫洛夫的经典条件反射学说及斯金纳的操作条件反射学说。基于实验心理学的研究成果,帮助患者消除或建立某种行为,从而达到治疗目的。

行为主义理论认为人的心理病态和各种不良或异常的行为,是在以往的生活经历中,通过"学习"过程而固定下来,同样可以通过"学习"来消除或纠正。操作性条件技术是根据斯金纳的操作条件反射原理,强调从个体操作活动中自己获得奖惩,即用奖励—强化法和处罚—消除法。斯金纳将行为分为两大类,一类为应答性行为,由特殊的可观察到的刺激引起,如瞳孔的对光反射;另一类为操作行为,是一种自发的行为,它的出现与环境发生的某些后果有关,婴儿啼哭可引来母亲的抚爱。

常用的治疗技术有松弛反应训练、系统脱敏法、满灌疗法、厌恶疗法、阳性强化疗法(代币法)、生物反馈疗法、冲击疗法、消极疗法、预防法、自我控制法、模仿法、认知行为疗法等。

(1) 松弛反应训练。这是一种通过自我调整训练,由身体放松进而导致整个身心放松,以对抗由于心理应激而引起交感神经兴奋的紧张反应,从而达到消除紧张和强身祛病目的的行为训练技术。一般的松弛反应训练方法,使用较多的是渐进性松弛法。此法可使被试者学会交替收缩或放松自己的骨骼肌群,同时能体验到自身肌肉的紧张和松弛的程度以及有意识地去感受四肢和躯体的松紧、轻重和冷暖的程度,从而取得松静的效果。我国的气功、印度的瑜伽和日本的坐禅等都能起到类似的作用。一般认为,不论何种松弛反应训练技术,只要产生松弛反应都必须包含四种成分:①安静的环境;②被动、舒适的姿势;③心情平静,肌肉放松;④精神内守(一般通过重复默念一种声音,一个词或一个短句来实现)。

（2）系统脱敏疗法的理论基础是经典的条件反射与操作条件反射。基本假设：个体是通过学习获得了不适应的行为的；个体可以通过学习消除那些习得的不良或不适应行为，也可通过学习获得所缺少的适应性行为。采用系统脱敏疗法进行治疗应包括三个步骤：

①建立恐怖或焦虑的等级层次。这一步包含两项内容：一是找出所有使求治者感到恐怖或焦虑的事件。二是将求治者报告出的恐怖或焦虑事件按等级程度由小到大的顺序排列。

②放松训练。一般需要6～10次练习，每次历时半小时，每天1～2次，以达到全身肌肉能够迅速进入松弛状态为合格。

③分级脱敏练习。在完成以上两项工作之后，即进入系统脱敏练习。系统脱敏在求治者完全放松的状态下进行，这一过程分为三个步骤进行：一是放松。二是想象脱敏训练。由施治者做口头描述，并要求对方在能清楚地想象此事时，便伸出一个手指头来表示。然后，让求治者保持这一想象中的场景30 s左右。想象训练一般在安静的环境中进行，想象要求生动逼真，像演员一样进入角色，不允许有回避停止行为产生，一般忍耐1 h左右视为有效。实在无法忍耐而出现严重恐惧时，采用放松疗法对抗，直到达到最高级的恐怖事件的情景也不出现惊恐反应或反应轻微而能忍耐为止。一次想象训练不超过4个等级，如果在某一级训练中仍出现较强的情绪反应，则应降级重新训练，直至完全适度。三是实地适应训练。这是治疗的关键步骤，也是从最低级到最高级，逐级训练，以达到心理适应。一般均重复多次，直到情绪反应完全消除，方进入下一等级。每周治疗1～2次，每次30 min左右。比如对一个过分害怕猫的人，在治疗中，便可先让她看猫的照片，谈猫的事情；等到看惯了，不害怕了，再让她接触形象逼真的玩具猫，再让她靠近笼子里的猫，接着慢慢伸手去摸，最后去抱猫，逐渐除去怕猫的情感反应。

（3）厌恶疗法是一种帮助人们（包括患者）将所要戒除的靶行为（或症状）同某种使人厌恶的或惩罚性的刺激结合起来，通过厌恶性条件作用，从而达到戒除或减少靶行为出现的目的。这一疗法也是行为治疗中最早和最广泛地被应用的方法之一。在临床上多用于戒除吸烟、吸毒、酗酒、各种性行为异常和某些适应不良性行为，也可以用于治疗某些强迫症。厌恶刺激可采用疼痛刺激（如橡皮圈弹痛刺激和电刺激）、催吐剂（如阿扑吗啡）和令人难以忍受的气味或声响刺激等，也可以采取食物剥夺或社会交往剥夺措施等，还可以通过想象作用使人在头脑中出现极端憎厌或无法接受的想象场面，从而达到厌恶刺激强化的目的。例如，要戒除酗酒的不良行为，可以在酗酒者个人生活习惯中最喜欢喝酒的时刻进行，使用催吐吗啡或电击等惩罚性刺激，造成对酒的厌恶反应，从而阻止并消除原来酗酒的不良行为。又如，戒烟，可以采用"戒烟糖"、"戒烟漱口水"等，都可以直接或间接使吸烟者在吸烟时感觉到一种难受的气味,而对吸烟产生厌恶感,以至最终放弃吸烟的不良行为。

(4) 满灌疗法的治疗原理是恐惧行为是一种条件反应,某一事物或情境在一个人身上所引起的恐惧体验会激发他产生逃避行为,而不管此事物或情境是否真的构成了对他的威胁。这种逃避行为会导致恐惧体验增强,从而起着负性强化作用,反过来增强其逃避行为。与其逃避,不如让病人面对恐惧的刺激。满灌疗法常被用来治疗焦虑症和恐惧症。满灌疗法一般采用想象或模拟的方式,也可以让病人直接进入到令其最恐怖、焦虑的现实场景,即直接与令其最恐怖、焦虑的对象接触,并尽力设法使病人坚持。一般只要坚持,恐怖、焦虑反应就会消退。

(5) 生物反馈治疗(biofeedback therapy)利用现代电子仪器,将人体内的心理生理活动的生物信息(如肌电、皮温、皮电、心率、脑电、脉搏及血压等)转化为声、光或屏幕图像等反馈信号呈现给患者,患者根据不断反馈的信号学习,调节自身的心理、生理活动,使其生理功能恢复或保持在一个合适的水平,从而使疾病得到治疗和康复,达到治疗的目的。

人体的内脏活动和某些躯体活动是受自主神经系统支配的,不受意识的随意控制(如心血管活动、血糖、皮肤温度等)。生物反馈训练就是运用操作条件反射的原理,在仪器的帮助下,训练个体用意识来控制这些不随意活动,这种能将个体的生物信息转换为物理信号并反馈给本人的电子仪器叫生物反馈仪。常见的生物反馈仪有肌电反馈仪、皮温反馈仪、皮电反馈仪、脑电反馈仪及血压脉搏反馈仪等。

常用生物反馈治疗方法有肌电反馈疗法、皮温反馈疗法、皮电反馈疗法、脑电反馈疗法等,适用于焦虑症、恐惧症、高血压、支气管哮喘、紧张性头痛、书写痉挛、瘫痪(周围神经及中枢神经损伤)、癫痫和慢性精神分裂症等。

3. 认知疗法

认知疗法(cognitive therapy)是根据认知过程影响情感和行为的理论假设,通过认知和行为技术来改变患者的不良认知,从而使患者的情感和行为得到相应改变的一类心理治疗方法。所谓不良认知,是指歪曲的、不合理的、消极的信念和思想。心理障碍的产生是由于错误的认知,而错误的认知导致异常的情绪反应(如抑郁、焦虑等)。通过挖掘,发现错误的认知,加以分析、批判,代之以合理的、现实的认知,就可以解除患者的痛苦,使之更好地适应现实环境。

对慢性病患者,要让他接受疾病存在的事实,既不要自怨自责,更不要怨天尤人,要看到适应能力可通过锻炼而改善,且能使器官功能处于一种新的动态平衡,从而更好地执行各种康复措施。激发其奋发向上的斗志,积极主动地克服困难,争取各项功能的最佳康复。

认知疗法一般分为四个治疗过程:

(1) 建立求助的动机　在此过程中,要认识适应不良的认知—情感—行为类型。病人和治疗医师对其问题达成认知解释上意见的统一;对不良表现给予解释并且估计矫正所能达到的预期结果。比如,可让病人自我监测思维、情感和行为,治疗医师给予指导、说明和认知示范等。

(2) 适应不良性认知的矫正　在此过程中,要使病人发展新的认知和行为来替代适应不良的认知和行为。比如,治疗医师指导病人广泛应用新的认知和行为。

(3) 在处理日常生活问题的过程中　用新的认知对抗原有的认知。在此过程中,要让病人练习将新的认知模式用到社会情境之中,取代原有的认知模式。比如,可使病人先用想象方式来练习处理问题或模拟一定的情境或在一定条件下让病人以实际经历进行训练。

(4) 改变有关自我的认知　在此过程中,作为新认知和训练的结果,要求病人重新评价自我效能以及自我在处理认知和情境中的作用。比如,在练习过程中,让病人自我监察行为和认知。

适应症:情绪障碍、抑郁症、焦虑症、抑郁性神经症、强迫症、恐惧症、行为障碍、人格障碍、性变态、性心理障碍、偏头痛、慢性结肠炎等身心疾病。

认知疗法不同于传统的行为疗法,因为它不仅重视适应不良性行为的矫正,而且更重视改变病人的认知方式和认知—情感—行为三者的和谐。同时,认知疗法也不同于传统的内省疗法或精神分析,因为它重视目前病人的认知对其心身的影响,即重视意识中的事件而不是无意识。内省疗法则重视既往经历特别是童年经历对目前问题的影响,重视无意识而忽略意识中的事件。认知疗法的基本观点是:认知过程及其导致的错误观念是行为和情感的中介,适应不良行为和情感与适应不良性认知有关。心理护理的任务就是与病人共同找出这些适应不良性认知,并提供"学习"或训练方法矫正这些认知,使病人的认知更接近现实和实际。随着不良认知的矫正,病人的心理障碍亦逐步好转。

4. 社会技能训练

个体处于社会环境中,其行为正常与不正常是从周围特定的环境中得来的,有些行为在社会环境中得到强化,有些则在社会环境中消除。社会技能一般是指一个人有效地应付日常生活中的需求和挑战能力,它使一个人保持良好的精神状态,在他所处的社会文化环境中,在与他人的交往中表现出适当的和健康的行为。它包括:①处理问题技能;②思维技能;③人际交往技能;④自我定向技能;⑤控制情感及行为技能。

社会技能训练用于矫正各种行为问题和增进社会适应能力,以训练对象的需求和问题为中心,强调主动性、积极性、参与性和操作性相结合,强调各种心理机能的实用性,强调训练对象对社会技能的掌握程度。

5. 集体心理治疗

集体心理治疗(group psychotherapy)又称团体心理治疗,是一种特殊的治疗方式,它相对于个别心理治疗而言,是指由1~2位治疗者主持,以集体为对象的心理治疗。

(1) 集体心理疗法为残疾人互相帮助提供场所和交流机会

残疾人由于身患残疾,得到社会和家庭的照顾多,却很少有机会给别人帮助,这样形成的心理是不平衡的。

(2) 集体心理疗法改善患者的社会适应能力

由于残疾的存在,社会地位的变化,心理上的打击,使残疾人的性格和行为发生变化。易冲动,易攻击,或被动消极,自我为中心,加之与社会隔离,人际关系困难,思维缓慢,对社会也变得生疏,使他们渐渐地不适应社会。集体心理疗法的突出优点,是使残疾人通过集体活动,改变他们的行为,重新认识社会和适应社会。

(3) 集体心理疗法促进残疾人之间及家人之间的相互支持

残疾人尽管个人背景和残疾程度不同,但他们在与残疾造成的命运进行搏斗却是相同的。他们同健全人相比是弱者,因而难免感到自卑。集体心理疗法让残疾人聚集在一起,使他们觉得平等、温暖、和谐,可以深情地倾诉,在从治疗者及其他残疾人的言谈中得到激励和支持。

技能二 体位引流技术

1. 体位引流的原则

体位的摆放以支气管解剖为基础。应将病变部位置于高处,使引流支气管的开口向下,痰可以顺体位引流排出。

2. 体位引流方法(见图 1.1.1)

每日做2~4次,每次一个部位引流5~10 min,总治疗时间30~45 min,因为夜间支气管纤毛运动减弱,气道分泌物易于睡眠时潴留,故在早晨清醒后做体位引流最有效。体位引流期间应配合饮温水、支气管湿化、雾化吸入、化痰和解除支气管痉挛药物、胸部扩张练习、呼吸的控制等。有效咳嗽及局部胸壁叩击和震颤都可以增加疗效。为了预防胃食管反流、恶心和呕吐,应在饭后1~2 h进行头低位引流,操作过程中注意生命体征的监测。

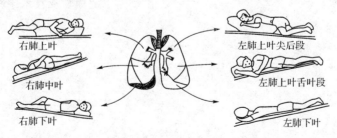

图 1.1.1 体位引流

3. 禁忌症

患有合并心肌梗死、心功能不全、肺水肿、肺栓塞、急性胸外伤、出血性疾病者,应禁止体位引流。同时引流过程中需注意生命体征的变化。

技能三 呼吸训练技术(见图 1.1.2)

1. 腹式呼吸

腹式呼吸的关键在于协调膈肌和腹肌在呼吸运动中的活动。呼气时,腹肌收缩帮助膈肌松弛,保证最大吸气量。呼吸运动时,尽可能减少肋间肌、辅助呼吸的无效劳动,使之保持松弛休息。可采取腹部加压暗示呼吸法:可在卧位或坐位进行,患者用一只手按压在上腹部,呼气时腹部下沉,此时该手再稍加压用力,以使进一步增高腹内压,迫使膈肌上抬。吸气时,上腹部对抗该手的压力,将腹部徐徐隆起。该压力既可以吸引患者的注意力,同时又可诱导呼吸的方向和部位。按此法进行练习,可使膈肌活动范围增加 2~3 cm,从而有效的增加通气量达 500 ml 以上(见图 1.1.2)。

2. 缩唇呼吸

患者闭嘴经鼻吸气,呼气时将口唇收拢为吹口哨状,使气体缓缓地通过缩窄的口形,徐徐吹出。一般呼气所用的时间要长于吸气。呼吸比率为 1:2,呼吸频率<20 次/min(见图 1.1.2)。

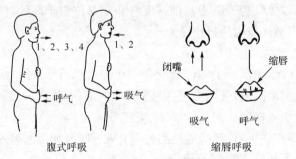

图 1.1.2 呼吸训练

(随州职业技术学院 胡鸿雁)

学习子情境二　颈椎病的康复护理技术

【引导案例】

患者,女,49岁,教师。左颈肩痛反复发作4年余,左肩臂时有麻木感,左手较无力。来我院就诊时,查体见左侧颈部活动受限,C5、C6及C7左侧可触及明显痛性结节。X线片示:C4、C5、C6、C7颈椎骨质增生,颈椎生理曲度变直,诊断为:神经根型颈椎病,当时即在左侧C5、C6、C7痛性结节作小针刀松解,症状明显减轻,5日后,第二次进行小针刀治疗,当即上述症状锐减,1周后,第三次行痛点小针刀治疗,3个月后复查,颈部活动自如,颈肩痛消失,其他症状也全部消失。左颈痛性结节已消失,恢复正常工作,病情基本痊愈。

问题:如何进行康复护理?

【学习任务】

能力目标:学会颈椎病的康复护理措施和康复教育;学会推拿基本手法的操作和进针手法的操作;学会物理疗法的治疗方法。

知识目标:颈椎病的概念,掌握其病因临床表现、分类、主要功能障碍及评估,颈椎病的康复护理措施及康复教育。

素质目标:使学生养成良好的职业道德;培养学生具备有责任心、诚信意识和爱"伤"。

颈椎病是指由于颈椎间盘退行性改变和继发椎间关节退行性改变等原因,造成颈椎骨质增生,韧带增厚、钙化等退行性病变,刺激或压迫了周围的脊神经根、脊髓或影响椎动脉血供而引起的一系列症状和体征。

椎间盘退行性改变是颈椎病发生和发展中最重要的原因之一。颈椎病的诱因很多,如不良睡姿、不良的工作姿势、不适当的锻炼、头颈部外伤等。颈椎病在人群中的发病率很高,好发年龄在30~50岁。

一、主要功能障碍

(一) 神经根型颈椎病

此型发病率最高,好发年龄在50岁左右。由于椎间盘后外侧突出、钩椎关节或关节突关节增生、肥大,刺激或压迫颈神经根导致颈肩背痛,并向上肢放射,并有神经根支配区的感觉和运动功能障碍。好发于C5~C6、C6~C7及C4~C5椎间隙。常因劳累、寒冷、睡眠不佳、伏案工作过久或颈部损伤而诱发,可突然起病,也可慢性发生。临床上症状多为颈肩痛,迅速加重,并向上肢放射,表现为上肢有沉重感,皮肤可有麻木、过敏等感觉异常,也常伴有上肢肌力和手握力减退。体征可见颈部肌肉痉挛,颈肩部有压痛,颈部和肩关节活动有不同程度受限。上肢牵拉试验阳性:检查者一手扶患侧颈部,一手握患侧腕部外展上肢,双手反向牵引,诱发已受压的神经根出现放射痛与麻木感。压头试验阳性:病人端坐,头后仰并偏向患侧,检查者用手掌在其头顶加压,出现颈痛并向患侧手臂放射。X线正位片显示颈椎生理前突减小或消失,椎间隙变窄,骨质增生;侧位片示椎间孔变形、变小;过伸过屈位片可见颈椎不稳定现象。

(二)脊髓型颈椎病

多发生于40~60岁的中年人,男多于女,缓慢发病,逐渐加重,外伤可致突然加重或突然发病。由压迫或刺激脊髓引起,可能致残。早期表现为手部发麻、活动不灵活,特别是精细活动失调,握力减退,下肢无力、发麻,步态不稳,有踩棉花的感觉,躯干有紧束感,发病早期经卧床休息数周或数月可缓解。随病情发展继而出现上肢发麻,手部肌肉无力,严重者四肢瘫痪,大小便功能障碍。可行脑脊液检查、颈椎CT或MRI检查、脊髓腔造影和肌电图等辅助诊断。

(三)椎动脉型颈椎病

颈椎横突孔骨性、纤维性狭窄、上关节突增生肥大、颈椎失稳等可直接刺激、牵拉或压迫椎动脉,引起椎-基底动脉供血不足的临床症状。典型表现为眩晕、头痛、视物障碍、耳鸣、耳聋、恶心、呕吐、猝倒等一过性脑或脊髓缺血的表现;头部活动时可诱发或加重;体位改变,血供恢复后可缓解。体征为颈部有压痛、活动受限。必要时可行椎动脉造影检查。

(四)交感神经型颈椎病

40岁左右发病者居多,女性多见,伏案工作者多见。由于颈椎椎体小关节增生、后纵韧带钙化等病变,刺激颈交感神经而出现的症状体征。主诉症状多,客观体征少。有交感神经兴奋症状,如头痛或偏头痛、头晕、恶心、呕吐、视物模糊、心跳加速、心律不齐、血压升高、耳鸣、听力下降等。也可出现交感神经抑制症状,如头昏、眼花、流泪、鼻塞、心动过缓、血压下降以及胃肠胀气等。

(五)混合型颈椎病

具有上述两组或两组以上的症状,通常以某一型为主,伴有其他型的部分表现。

二、康复护理措施

康复护理的主要目标是帮助患者分析发病和致病因素,尽可能消除患者的症状,让患者掌握功能训练的方法,从而主动训练,自我康复。

（一）卧床休息

卧床休息 2～4 周,可减少颈椎负荷,利于椎间关节的炎症消退,颈椎重新获得稳定,减轻临床症状。卧床休息时应注意枕头的选择和颈部的姿势。也可使用颈托、颈围等支具。

1. 枕头的选择

选择硬度适中的圆枕或有坡度的方形枕。枕高因睡姿而异,平时习惯仰卧位者,枕高调至枕中央在受压状态下 8～15 cm 为宜,置于颈后,使得头部保持略带后仰姿势;习惯侧卧位者,将枕高调至与肩等高水平,注意左右交替左右膝关节微屈位置。目的是使颈椎在睡眠时置于生理前突位置,避免过伸过屈位对颈椎造成的硬力损害,使得颈部及肩胛带肌肉放松,解除颈部肌肉痉挛。

2. 颈围的选择

在颈椎病急性发作期,按需选择适宜的颈围或颈托,可起到制动和保护作用。选择颈围或颈托时,注意其高度,以保持颈椎处于中立位为宜。但应注意长期使用颈托或颈围可致颈背部肌肉萎缩,关节僵硬。

3. 睡姿要求

良好的睡姿对脊柱的保健十分重要。睡眠应以仰卧为主,头应放于枕头中央,侧卧为辅,要左右交替,侧卧时左右膝关节微屈。

（二）心理康复护理

康复工作中始终要坚持心理康复,充分调动患者积极性,树立战胜疾病的信心,积极配合,认真坚持,既取得病人的信任和理解,又收到良效和化解医患纠纷,耐心倾听,仔细询问,认真检查,热情与真诚的交流,常可事半功倍。

（三）教育患者主动治疗

让患者掌握颈部制动的意义和方法,进行主动康复治疗。

（四）指导患者颈椎牵引治疗

颈椎牵引是通过牵引装置对颈椎加载产生生物力学效应而达到治疗的一种方法,用于颈椎间盘突出或膨出的神经根型颈椎病,而脊髓型或椎动脉型颈椎病患者慎用。可缓解颈部肌肉痉挛,充分松弛颈肌,使椎间隙、椎间孔增大,解除神经根的刺激和压迫,同时有利于膨出的椎间盘回缩,伸张被扭曲的椎动脉,牵开被嵌顿的小关节滑膜等。

（五）指导患者进行运动疗法

在颈椎病缓解期或术后康复期可主动活动,纠正不良姿势,以增强颈肌肌力,稳定颈椎,减少神经刺激,缓解肌肉痉挛。常用颈部旋转运动、仰头运动、左右转头运动等。通过颈背部的肌肉训练保持颈椎的稳定性;通过颈部功能练习恢复及增进颈椎的活动范围,防止僵硬;并可改善颈部的血液循环,促进炎症消退,解除痉挛,减轻疼痛,防止肌肉萎缩。运动的强度根据病情的不同阶段区别对待,急性期可在药物治疗或物理治疗的同时,进行小运动量的主动运动,恢复期和缓解期应积极进行较大量的主动运动。

（六）中国传统康复技术

(1) 中医推拿按摩手法:手法治疗可疏通脉络、减轻疼痛和麻木、缓解肌肉紧张和痉挛,加大椎间孔与椎间隙,整复滑膜嵌顿及小关节半脱位,改善关节活动度等。方法包括:①推拿按摩。治疗前对患者的病情作全面了解,手法要得当,切忌粗暴。在颈、肩及背部使用揉、拿、捏、推等手法,神经根型颈椎病应包括患侧上肢,椎动脉型和交感型颈椎病应包括头部。常取风池、太阳、印堂、肩井、内关、合谷等穴位。每次推拿15～20 min,1/d。②关节松动术。拔伸牵引、旋转、松动棘突、横突和椎间关节等。

(2) 注射疗法:颈段硬膜外腔封闭疗法适用于神经根型、交感型颈椎病患者。采用低浓度局麻药物加皮质激素阻断感觉神经及交感神经在椎管内的刺激点,也可抑制椎间关节的创伤应激。操作时需备麻醉机或人工呼吸器,在严格无菌条件下操作。一般每周1次,2～3次为1个疗程。

（七）物理疗法

物理治疗具有镇痛、减轻炎性反应及组织水肿、减轻黏连、改善局部组织与脑、脊髓的血液循环、调节自主神经功能、延缓肌肉萎缩及促进肌肉恢复的作用。常用方法包括石蜡疗法、红外线、短波透热、微波、磁疗、中药电熨疗法、局部热敷、直流电离子导入法等热疗方法,以及超声波疗法、干扰电疗法与音乐电疗法。

（八）药物治疗

目前常用的主要是非甾体类镇痛剂,目的是消炎和止痛,但一般不用强烈止痛剂。中药可采用活血化瘀、舒经活络治疗。应在医生指导下选择药物,并熟悉常用药物的使用方法,了解药物的毒副作用。

三、康复教育

（一）颈椎病患者常遭受长期病痛折磨,工作、生活深受其害,往往心理压力大,要帮助病人消除悲观和对疾病恐惧心理,树立信心。

（二）指导患者日常生活活动,提出防治措施,纠正其不良习惯。对长时间低头、仰头或单向转颈者,定时做颈部运动,并经常进行颈肩部肌肉锻炼。养成良好的睡眠体位,睡觉时最好采取仰卧位或侧卧位,避免俯卧,枕头高度适合。夏季避免空调出风口直接对向人体,冬季注意颈部的保暖。平卧时枕头不可过高,侧卧时与肩同高,了解术前适应性和术后治疗性睡硬板床的意义。

（三）针对颈椎病特点,开展科普知识教育讲座,宣传颈椎病防治知识,使患者了解致病及诱发因素,避免、减轻或控制不适症状的发生,防患于未然。颈椎病是一种常见的慢性病、多发病,随着年龄增长颈椎可发生不同程度退变,退行性改变是重要的致病因素,且难以阻止,但经过积极预防和适当治疗可以避免或推迟发病。颈、肩肌肉劳损是加重颈椎退变的另一个重要因素,同时要注意保护颈部免受外力伤害。其他诱发因素包括:落枕、受凉、过度疲劳、强迫体位、姿势不良或其他疾病,如咽喉部炎症、高血压、内分泌紊乱等。

（四）纠正不良姿势,预防慢性劳损。注意端正头、颈、肩、背的姿势,不要偏头耸肩,谈话、看书时要保持脊柱的正直,避免过度扭曲。不要在单一姿势下持续时间过久,长时间伏案工作,长时间仰头工作或仰视,卧位时使颈部长时间屈曲等。

（五）及早治疗,提高生活质量。颈椎病是良性疾病,绝大多数经积极防治,预后良好。脊髓型颈椎病患者非手术治疗无效者,可行手术治疗,通常也能获得满意的生活质量。

（六）加强自我锻炼。颈椎医疗体操可增强颈部肌力,放松肌肉,改善颈椎关节功能,巩固疗效和防止复发。

（七）向家属讲解本病特点和治疗要点,使家属思想上有准备,并配合治疗。

【考查案例】
吴某某,男,59岁。患者2006年8月开始出现间断性头晕,发作剧烈时恶心欲呕,在驻地医院行颈椎、头颅MRI检查提示:(1)颈椎生理曲度变直,C_2~C_7椎间盘变性,C_3~C_6椎体骨赘形成;(2)颅内未见异常信号。院外服用西比灵等药后症状缓解,但时有发作,症状较轻。入我院5日前起床时再次头晕,天旋地转,站立不稳,不敢睁眼,当天晕倒4次,晕倒时神志清楚,经服用西比灵、尼莫地平、银丹心脑通等药后,症状稍有减轻,但很快又反复。入院时诊断为椎动脉型颈椎病。

问:(1)牵引是治疗此病的常用方法,如何指导患者牵引治疗?
(2)可以为患者选择哪些物理疗法。

技 能 训 练

技能一 颈椎牵引治疗

牵引前严格掌握适应证,并让患者大致了解牵引的原理、作用,以取得患者的配合。牵引的重量和时间应根据患者的自我感觉适时调整。牵引过程中应注意观察,一旦发生头晕、恶心等异常状况,应立即停止牵引治疗。

牵引方法(见图):通常采用枕颌吊带牵引法,卧位较坐位好,颈椎牵引可在医院门诊进行或指导患者在家中自行操作。掌握好牵引的三要素:牵引角度、牵引力度、牵引时间。首先,根据病变部位选择牵引角度:C1~C4用0°、C4~C5用10°、C5~C6用15°、C6~C7用20°、C7~T1用25°。其次,牵引重量一般因体重、性别、体质和病情不同而定。通常从3~5 kg开始,逐渐增加到8~10 kg或更多,一般按体重的1/8~1/12计算,牵引重量过重可造成肌肉、韧带、关节囊等软组织损伤。第三,牵引时间一般(1~2)次/d,每次15~30 min。适应后时间可为60 min,甚至持续牵引每日6~8 h,10次为1个疗程,直至症状消失,一般需4~6周,甚至更长时间。注意牵引中如有不适或症状加重,要及时停止,更改治疗方法或根据原因决定以后治疗方案。

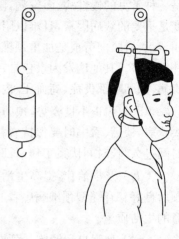

图　颈椎牵引

技能二　中国传统康复技术

中国传统康复技术对颈椎病亦有显著的疗效,其包括推拿基本手法和针刺手法两部分。

1. 推拿基本手法

推拿施治者以治疗为目的用手或肢体其他部分,在患者体表进行的各种特定的技巧动作均称为推拿手法。推拿手法虽流派众多,风格迥异,但对手法的基本要求是一致的,必须具备持久、有力、均匀、柔和基本技术要求,从而达到深透的目的。基本手法是推拿手法中最常用、最基本的单式手法。是指能够独立存在的,单一动作的手法,这些手法在临床上可单独应用,也可与其他手法结合运用。

(1) 一指禅推法

术者手握空拳,拇指自然伸直,并盖住拳眼,用拇指指端、偏峰或罗纹面着力于治疗部位或穴位,沉肩、垂肘、悬腕,以肘关节为支点,前臂作主动摆动,带动腕关节,拇指掌指关节或指间关节的屈伸运动,使产生的功力轻重交替,持续不断地作用于治疗部位。

(2) 滚法

术者手指自然弯曲,用手背第五掌指关节背侧吸定于治疗部位或穴位,肩关节放松,以肘关节为支点,前臂作主动摆动,带动腕关节的屈伸以及前臂的旋转运动,以三、四、五掌指关节为轴,以手掌小鱼际侧为轴,两轴相交形成的手掌背三角区,使之在治疗部位上作持续不断的来回滚动,产生功力。

(3) 摩法

指摩法是指术者指掌部自然伸直、并拢,腕关节微屈,将食指、中指或无名指的末节指面附着于治疗部位,沉肩、垂肘,以肘关节为支点,前臂作主动摆动,带动腕、指在体表作环旋摩动(顺时针或逆时针方向)。掌摩法是指术者手掌自然伸直,腕关节微背伸,而后将手掌平放于体表治疗部位或穴位,以掌心或掌根部作为着力点,腕关节放松,连同前臂一起作环旋摩动。

(4) 揉法

术者以手指罗纹面,手掌大鱼际,掌根或全掌着力,吸定于体表施术部位,做轻柔和缓的环旋转动且带动皮下组织运动。

大鱼际揉法是指术者沉肩、垂肘、腕关节放松,呈微屈或水平状,大拇指内收,四指自然伸直,用大鱼际附着于治疗部位,稍用力下压,以肘关节为支点,前臂作主动摆动,带动腕部,使大鱼际在治疗部位上作轻柔缓和的环旋转动,并带动该处皮下组织一起揉动。

指揉法是指用指腹着力于治疗部位,作轻柔缓和的环旋转动,并带动皮下组织一起揉动的方法。用中指着力的称中指揉法;食、中指着力的称双指揉法;食、中、无名指三指着力的称为三指揉法;用大拇指着力的称拇指指揉法。中指、双指和三指揉法要求术者腕关节微屈,将指腹着力于治疗部位,以肘关节为支点,前臂作主动摆动,带动腕关节摆动,使指腹在治疗部位上作轻柔的小幅度的环绕。拇指揉法要求腕关节放松,而后作大拇指的掌指关节环旋运动,使指面在治疗部位上作轻柔缓和的小幅度环旋运动,并带动该处皮下组织一起揉动。

掌根揉法是指用手掌掌根着力于治疗部位上,作轻柔缓和的环旋转动,并带动该处皮下组织一起揉动的手法。要求术者手掌掌根稍用力下压,腕关节放松,以肘关节为支点,前臂作主动摆动,带动腕及手掌连同前臂作小幅度的回旋运动,并带动该处肌肤一起揉动。

(5) 擦法

术者腕关节伸直,使前臂与手掌近似相平,用手掌的小鱼际部、大鱼际部或全掌,贴附于体表的治疗部位,稍用力向下按压,肩关节放松,以肩关节为支点,上臂作主动摆动,带动前臂以及手掌在体表作均匀的上下或左右往返摩擦移动,使治疗部位产生一定的热量。用小鱼际着力摩擦的,称为小鱼际擦法。有大鱼际着力摩擦的,称为大鱼际擦法。有全掌着力摩擦的,称为掌擦法。

(6) 推法

拇指平推法是指术者用拇指指面着力于一定的治疗部位或穴位上,其余四指分开助力,作大拇指内收运动,使指面在治疗部位或穴位上作直线推动(按经络循行或与肌纤维平行方向推进)。

掌推法是指术者用手掌或掌根着力于一定的治疗部位或穴位上,以掌根为重点,运用前臂力量向一定的方向推进。需要增大压力时,可用另一手掌叠于掌背推进。

拳推法是指术者手握拳,以食、中、无名、小指四指的指间关节背部突起处着力,向一定方向推进。

肘推法是指术者屈肘关节,用尺骨鹰嘴突起处(肘尖)着力于一定的治疗部位,向一定的方向推进。

(7) 搓法

患者肢体放松,术者用双手掌面夹住住肢体的治疗部位,然后相对用力。作方向相反的快速搓揉、搓转或搓摩运动,并同时作上下往返移动。

(8) 抖法

术者用双手或单手握住受术者肢体远端,用力做缓缓的连续不断的小幅度的上下抖动。

抖上肢法是指术者用双手或单手握住患者的手腕或手掌部,将其上肢慢慢地向前,外侧抬起约60°左右,然后稍用力作连续的、小幅度的、频率较高上下抖动,并使抖动的振幅由腕关节逐渐传递到肩部,使肩关节和上肢产生舒松的感觉。

抖下肢法是指患者取仰卧位,下肢放松伸直。术者站于其脚后方,用单手或双手分别握住患者的两踝部,使下肢呈内旋状,并提起离开床面,然后作连续、小幅度的上下抖动,使髋部和大腿部有舒适放松的感觉。

抖腕部法是指患者取坐位,腕关节放松,术者用双手拇指按放于腕背部,其余四指放于手掌侧,稍用力作指间关节屈曲运动,使腕关节和频率较快的、连续的、小幅度的上下抖动。或者术者用食指桡侧抵住腕关节掌侧,稍用力作小幅度的,连续的,频率较快的上下抖动。

(9) 拿法

术者用大拇指及其他手指,或大拇指和食中两指对称用力,夹住治疗部位的肌筋,逐渐用力向收,将治疗部位的肌筋提起,并作轻重交替而连续的一紧一松的捏提和捏揉动作。

(10) 按法

术者以拇指或中指指端或罗纹面,或掌面(掌根)着力附着在一定的穴位或部位上逐渐用力向下按压,按而留之。

指按法是指拇指伸直,拇指面着力,逐渐用力下压,使病人产生酸、麻、重、胀和走窜等感觉,持续数秒后,渐渐放松。其余四指握拳或张开,起支持作用,及协同助力。

掌按法是指肘关节伸直，上肢自然下垂，有掌根、鱼际、或全掌着力，单掌或双掌交叉重叠按压体表，按而留之，然后逐渐减轻按压力量，再重复。

(11) 掐法

术者以单手或双手拇指指甲端，在治疗穴位上重按而掐之。

(12) 点法

术者以指端或屈指骨突起部，着力于施术部位或穴位上，按而压之，戳而点之。

拇指端点法是指手握空拳，拇指伸直并紧靠于食指中节，用拇指指端点按治疗部位，逐渐垂直用力下压。

屈指点法是指术者屈拇指、食指或中指以突起部（食、中指第一指间关节突起部）点按体表的治疗部位，逐渐垂直用力按压。

(13) 拍法

术者手指自然并拢，掌指关节微屈，腕关节放松，运用前臂力量或腕力，使整个虚掌平衡而节奏地拍打体表的治疗部位。

(14) 击法

术者手握空拳，腕关节伸直，而后作屈伸肘关节运动，用拳背或拳心或拳眼击打治疗部位。

掌击法是指术者手指自然松开，微屈，腕关节伸直或略背伸，以掌根或掌心或侧掌为着力点，运用前臂的力量有节奏地击打治疗部位。因此可以以此分为掌根击法、掌心击法和侧掌法。

指尖击法是指术者手指自然弯曲，四指分开成爪形，而后作腕关节的伸屈运动，使小指、无名指、中指、食指如雨点下落状轻击治疗部位。

棒击法是指用特别的桑枝棒击打体表的方法，术者手握棒的一端，用棒体平击治疗部位。

(15) 摇法

术者用一手握住或夹住被摇关节的近端，以固定肢体，另一手握住关节的远端的肢体，然后作缓和的环转运动，使被摇的关节作顺时针及逆时针方向的摇动。此法用于颈项部、腰部以及四肢关节。

2. 毫针针刺进针手法

(1) 单手进针法：多用于较短的毫针。用右手拇指、食指持针，中指端紧靠穴位，指腹抵住针体中部，当拇、食指向下用力时，中指也随之屈曲，将针刺入，直至所需的深度。

(2) 双手进针法

指切进针法是指用左手拇指或食指端切按在腧穴位置上，右手持针紧靠左手指甲面将针刺入腧穴。

夹持进针法是指用严格消毒的左手拇、食指夹住针身下端,将针尖固定在所刺腧穴的皮肤表面位置,右手捻动针柄,将针刺入腧穴。

舒张进针法是指用左手食、中二指或拇、食二指将所刺腧穴部位的皮肤向两侧撑开,皮肤绷紧,右手持针,使针从左手食、中二指或拇、食二指的中间刺入。

提捏进针法是指用左手拇、食二指将所刺腧穴部位的皮肤提起,右手持针,从捏起的上端将针刺入。

技能三 物理疗法

1. 直流电及药物离子导入疗法

(1) 直流电离子导入 应用直流电使药物离子导入人体内进行治疗的方法即为直流电离子导入法。它具有直流电疗法和药物治疗的双重作用。

直流电离子导入法的适应范围广泛,能使导入的药物保持原有的药性,疗效持久,没有或很少出现不良反应。临床可根据不同的疾病灵活选用药物,可用于治疗各科疾病,如神经炎、高血压、慢性关节炎、角膜炎、骨折及脑血栓病性稳定后等。但对于皮肤过敏或感觉障碍的患者要慎用或禁用。由于它的作用部位相对表浅,疗效缓慢,操作程序复杂,急性或重症不宜使用,以免延误病情。

(2) 低频电疗法 以应用频率低于1 000 Hz的脉冲电流治疗疾病的方法即为低频脉冲电疗法。由于其种类繁多,治疗也应各有所侧重。目前常用的主要有以下几种:

①经皮神经电刺激疗法:这是应用低频单相方波或双相不对称方波的低频脉冲电流来控制疼痛的一种电疗法。频率低限为0.5~25 Hz,高限为90~500 Hz,波宽50~500 ms,治疗时间一般为20~30 min。最佳镇痛频率需通过对患者治疗中摸索,不可一概而论。经皮神经电刺激疗法适用于各类痛证,如头痛、偏头痛、神经痛、关节痛及术后伤口疼痛等。对装有人工心脏起搏器者、电过敏者、皮肤病患者、妊娠期妇女禁用;颈动脉窦部慎用。

②功能性电刺激疗法:是应用低频脉冲电流,按需编定程序以一定的强度作用于人体,刺激感觉或运动神经(含肌肉)产生有效功能的一种方法。目前,以应用于神经肌肉系统的功能性刺激为主要内容。以治疗上运动神经元损伤引起的下垂足为例,功能性电刺激疗法是将电极置于肌肉的运动点上,引起肌肉收缩完成动作,恢复步行功能。其机制可能是对麻痹肌进行电刺激,防止萎缩,并维持一定的收缩能力,刺激神经元的结构和功能发生改变;同时刺激脊髓中枢,产生代偿作用,部分取代大脑皮质对行走反射的调节,使步态转为正常。除足下垂的患者外,还可以治疗上肢伸腕,伸指功能障碍者等。对于智力有缺陷、认知障碍、对电刺激无反应的肌萎缩及体内有金属异物者慎用。

③痉挛肌电刺激疗法:主要用于治疗中枢神经系统损伤所致的痉挛性瘫痪。

根据交互抑制原理,用小电极分别刺激痉挛肌肌梭和拮抗肌肌梭,使痉挛肌松弛,拮抗肌兴奋,达到治疗目的。对于肌萎缩侧索硬化症,多发性硬化症,面神经炎症病情进展期的患者慎用或禁用。

④感应电疗法:频率为50～100 Hz,脉冲宽度为1 ms的单向脉冲电流(称为新感应电),可以兴奋正常的运动神经和肌肉,使横纹肌完全强直性收缩。感应电疗法就是采用间断的感应电流,引起节律性的强直性收缩,以达到促进肢体的静脉和淋巴回流,防止和松解肌肉和周围组织的黏连,促进病理产物的吸收。可用于治疗癔症性瘫痪,软组织扭挫伤等,还可用以防治肌萎缩。

(3)中频脉冲电疗法　应用频率为1～100 kHz的正弦或非正弦交流电治疗疾病的方法即为中频电疗法。由于是输出交流电治疗,故对组织无电解作用,不产生电解产物对皮肤的刺激。与低频电流相比,更易于到达组织的深部。其主要治疗作用为镇痛,改善周围血循环。

中频电疗法常用的有三种,各有不同的适应证。①音频电疗主要适用于瘢痕黏连、瘢痕疙瘩、肠黏连、肩周炎、偏瘫后遗症、局部性硬皮病、甲状腺术后声带麻痹、角膜翳及尿潴留;②调制中频电疗法适用于周围神经麻痹、肌萎缩、缺血性肌痉挛、闭塞性动脉内膜炎、小儿遗尿症等;③音乐疗法适用于脑血栓、脊髓炎、坐骨神经痛、神经衰弱、软组织损伤、颈椎病等。对急性炎症,出血倾向,局部埋有金属,严重心脏病及装有心脏起搏器的患者禁用。

(4)高频电疗法　用100 kHz以上的高频电流治疗疾病的方法,称为高频电疗法。根据波长的不同,高频电流可分为长波,中波,短波,超短波及微波。医用高频电流的频率和波长见表所示。

表　医用高频电流的频率及波长

波　长	频　率 (MHz)	波　长 (m)	常用频率 (MHz)	常用波长 (m)	电疗名称
长波	0.1～1	3 000～300	0.15～1	2 000～300	共鸣火花疗法
中波	1～3	300～100	1.625	184	中波疗法
短波	3～30	100～10	13.56	22.124	短波疗法
超短波	30～300	10～1	40.68	7.374	超短波疗法
微波	300～3 000	1～0.001	433.92	0.69	微波疗法

高频电疗法的治疗作用主要表现在热效应和热外效应两种形式。这种效应是一种内源性的热,有以下特点:①热的作用深;②热的强度可达到很高;③只要电流强度不变化,热强度可保持恒定;④通过高频输出的调节可控制热量;⑤通过频率和治疗技术的变化,可选择性地作用于某些器官或组织,使其热量最大。热外效应即人体感觉不到温热,在微观上对生物物理或化学过程产生影响。

高频电疗法的适应症为血栓闭塞性脉管炎、关节炎、扭挫伤、神经炎、神经根炎、神经痛、脊髓灰质炎、炎症(短波适用于亚急性、慢性炎症,超短波及微波适用于炎症各阶段)。但对装有心脏起搏器、体温调节障碍及感知觉障碍者、局部有金属物品、恶性肿瘤、活动性肺结核、出血、重症心力衰竭的患者禁用。

2. 光疗法

利用日光或人工光线(红外线、可见光线、紫外线、激光)预防和治疗疾病的方法称为光疗法。目前常用的光疗法主要有红外线疗法、紫外线疗法和激光疗法等。

(1) 红外线疗法　应用红外线治疗疾病的方法称为红外线疗法。红外线疗法的主要生物学效应是热效应。适用于亚急性或慢性软组织损伤、关节炎或关节痛、浅表性神经炎、神经痛、周围血液循环障碍、冻疮、关节功能障碍等,对有出血倾向、高热、活动性肺结核、中度动脉硬化症的禁用。治疗原则如下:将灯头垂直对准治疗部位,距离30~50 cm,以操作者的手感温热为宜,(1~2)次/d,30 min/次。

(2) 紫外线疗法　用紫外线进行治疗称为紫外线疗法。其治疗作用主要有杀菌、消炎、止痛、促进伤口愈合、脱敏、抗佝偻病和骨软化症、提高免疫功能等。对活动性肺结核、红斑狼疮、光敏性皮炎、甲亢、肝肾功能不全等症禁用。治疗原则如下:测定患者的生物剂量,在病灶局部照射,灯管距离灶50 cm,垂直对准病灶中心,病灶周围不需要照射的部位用毛巾遮盖好,一般用红斑量照射,根据病情需要每次递增生物剂量,根据反应进行调整。

(3) 激光疗法　使用激光来治疗疾病的一种方法。激光主要有热效应、机械效应、光化效应及电磁效应四种作用。可用来治疗高血压、哮喘、胃肠功能失调、神经性头痛、慢性溃疡、闭塞性脉管炎等。对有口腔黏膜白斑及增生、光照性皮肤病、系统性红斑狼疮的患者应禁止使用。目前,医疗上常用的激光机有氦氖激光器、YAG激光器、二氧化碳激光器、半导体激光器等,要根据病情灵活选用。

3. 超声波疗法

超声波是一种直线传播的机械性振动波,振动频率超过 20 kHz,不能为人的听觉器官所感受。用 800~1 000 kHz 的超声波治疗疾病的方法称为超声波疗法。目前,国内临床上常用的频率为 800 kHz。

超声波对机体主要有四种作用:

(1) 机械作用　超声波的机械振动可引起组织和细胞的振动,有轻微按摩的作用,增强细胞膜的通透性,加速新陈代谢,提高组织的再生功能,并可改善局颁布的血液循环和淋巴循环,对一些循环障碍性疾病有良好的疗效。

(2) 热作用　超声波可使局部温度升高,组织充血,血循环增强,有助于化学反应的进行。

(3) 化学作用　超声波可活化许多酶,使组织的酸碱度发生改变,pH 值偏碱性,可使炎症减轻。

(4) 反射作用　超声波不仅可以作用于皮肤的浅感受器,还可以作用于深部的触压觉感受器,既可以通过体液和反射途径作用于机体,又可以通过经络和穴位作用于全身。

超声波对坐骨神经痛、周围神经痛、面神经炎、风湿性关节炎、注射后硬结、带状疱疹、强直性脊柱炎、脑血栓、冠心病等都有良好的治疗。但对急性化脓性炎症、严重心脏病、出血倾向、孕产妇的下腹部及血栓溃疡等症要慎用或禁用。

4. 磁疗法

利用磁场作用于人体,以达到治疗目的的方法称为磁疗。磁疗主要有镇痛、消炎、消肿、镇静、降脂、治癌等作用。近年发现可控电磁场对骨质疏松症、骨折愈合、肿瘤细胞凋亡有效,对增加膜通透性有效。常用的磁疗方法主要有静磁场法、动磁场法和磁化水疗法三种。

静磁场法是治疗磁场的强度和方向保持不变,可用磁片或磁条直接敷贴和间接敷贴等形式;动磁场法主要通过器械产生的交变磁场进行治疗,常用的器械有旋转磁疗机、电动按摩机、电磁疗机等,治疗时应小心磁头发热造成烫伤。磁化水疗法是大量饮用经磁水器处理过的方法,一般多在晨间空腹时饮用,每日 2 000～3 000 ml,可治疗尿路结石等症。有心脏起搏器者,严重心、肺、肝及口液疾病,恶病质孕妇下腹部,不良反应显著者禁用。

5. 传导热疗法

以各种热源如水、蜡、泥、蒸汽等作为介质将热直接传至机体来治疗疾病的方法,称为传导热疗法。热疗法主要有加强口液循环,加强组织代谢,降低感觉神经的兴奋性,降低骨骼肌、平滑肌张力,增强免疫功能等作用。以目前最为常见蜡疗为例:蜡疗由于石蜡的热容量高而导热系数小,其保温时间长而不以引起灼伤,可用于治疗一些慢性代谢障碍性疾病。

6. 冷冻疗法

应用制冷物质或冷冻器械产生比人体温度低的物理因子刺激来治疗疾病的方法,称为冷冻疗法。常用的制冷源有冰块、冷水、氯乙烷等。冷冻疗法常用于治疗急性扭挫伤、胃十二指肠球部溃疡、术后胃肠功能紊乱、急性期创伤疼痛、肌痉挛以及表浅性静脉炎等,通过冷冻刺激,反射性地引起局部和全身反应达到治疗疾病的目的。但要注意对冷冻过敏者、麻痹肢体及局部皮肤感觉障碍或循环障碍的患者要禁用,对年迈老人及冠心病患者要慎用。

(随州职业技术学院　胡鸿雁)

学习子情境三　腰椎间盘突出症的康复护理技术

【引导案例】

　　孙某,男,43岁,近日无明显原因出现腰部酸痛,伴左下肢不适,故来医院求诊。

　　问:(1) 此患者首先怀疑何病?

　　　　(2) 若确诊此病,康复护理措施有哪些?

【学习任务】

能力目标： 学会腰椎间盘突出症的康复护理措施和康复教育。

知识目标： 腰椎间盘突出症的临床表现、主要功能障碍、康复护理措施和康复教育。

素质目标： 养成康复护理人员良好的心理素质。

　　腰椎间盘突出症(LDH)是常见的腰腿痛疾病,主要是指腰椎纤维环破裂和髓核组织突出,压迫和刺激相应水平的一侧或双侧坐骨神经所引起的一系列症状和体征。人在站立活动时,腰椎间盘受到躯体上部重量的影响和维持躯干姿势的腰背部和腹部肌肉收缩力的作用,承受着较大的压力,越是低位的椎间盘承受的压力越大,故腰椎间盘突出症约90%以上发生在 L4～L5、L5～S1,其他腰椎间盘也可发生。以椎间盘向后外侧突出压迫神经根最多,多见于青壮年。男性明显多于女性,男女比例约为5∶1。LDH的病因依据不同年龄的人群有很大差异,中青年患者中约97%为人体力学性腰痛,其中72%是腰部扭伤和过劳,一次性提举重物与急性腰椎间盘突出的发作关系最为密切;而老年患者中则以脊椎骨关节炎、骨质疏松症、压缩性骨折等较为常见。其发病主要是在椎间盘退行性改变的基础上,受到相应的损伤所致。根据腰椎间盘突出的位置和程度不同,临床表现各异,通常分为:①中央型:椎间盘在中线突出,压迫马尾,症状较重;②后外侧型:突出的椎间盘位于中线的一侧,压迫同侧神经根;③外侧型:突出位于椎间小关节及其外侧,压迫硬膜囊和神经根。

一、主要功能障碍

　　腰椎间盘突出症的典型症状为腰腿痛,其中腰痛比较明显。弯腰、咳嗽、打喷嚏、排便用力时均可使疼痛加重。各种症状均为神经纤维受压所致。如感觉神经纤维受压则出现蚁走感、麻木、疼痛;如运动神经纤维受压则出现腰部和(或)下肢运动障碍;如交感神经受压则出现温度觉得异常,发凉或发烫。常有间歇性跛行。

(一)下腰痛

是腰椎间盘突出症最早出现的症状。可先出现腰痛或先出现腿痛,或二者同时出现。多数患者在抬重物、弯腰用力、扭伤或劳累后发病。可是突然发生的剧烈疼痛,也可是逐渐加重的隐痛。腰部活动常受限,卧床后好转。

(二)坐骨神经痛

下肢放射性或牵涉性痛。放射性痛是指由上而下沿坐骨神经路径过电样一过性痛;牵涉性痛是指在受损神经支配区如肌肉、关节同时出现的疼痛。负重和弯腰可加重。一般先出现腰痛的前驱症状,或者与腰痛同时发生,多为单侧。急性发作时常剧痛难忍,活动、弯腰、久坐、久站以及咳嗽、打喷嚏、用力排便等均可加重疼痛。疼痛可累及股后部、小腿外侧、足跟、足背外侧及拇趾。严重者常伴有患侧下肢肌肉萎缩,以拇趾背伸肌力减弱最常见。

(三)间歇性跛行

因马尾神经受压所致。患者行走一段距离后,感患肢麻痛难忍,须蹲下休息后方可继续行走。

(四)局部体征

包括腰部抗痛性侧弯、平腰畸形、腰前凸消失等改变,腰椎有不对称性活动障碍。局部压痛,压迫或锤击椎体,腰痛向臀部或下肢放射。棘突、棘突间或棘突旁有明显压痛点,伴有坐骨神经放射性痛。直腿抬高试验阳性:一手扶患者足后跟,另一手压膝关节以保持下肢伸直,缓抬下肢,抬高角度低于70°即感腰腿疼痛或麻木,视为阳性。坐骨神经牵拉试验阳性。腱反射改变、伸趾力量减弱,感觉减退或过敏等。

(五)心理障碍

因剧痛使患者紧张、恐惧,不敢迈步。

二、康复护理措施

康复护理目标为减轻疼痛、缓解肌肉痉挛、矫正姿势、提高肌力、改善关节活动度和日常生活活动能力,防止复发。

(一)心理康复护理

对患者做好思想工作,解释各种治疗方法的目的、必要性和需要患者配合的要点,减少患者不必要的恐惧和担心。

(二) 休息和制动

腰椎间盘压力以坐位最高,站位居中,平卧位最低。腰腿痛患者卧床休息可使疼痛症状明显缓解或逐步消失。制动可减轻肌肉收缩力与椎间诸韧带紧张力对椎间盘所造成的挤压,使椎间盘处于休息状态,有利于椎间盘的营养供应,使损伤纤维环得以修复,突出髓核得以回纳。还有利于椎间盘周围静脉回流,消除水肿,加速炎症消退。同时也可减少运动时腰骶神经在椎管内反复移动对神经根的刺激。患者最好卧硬板床,保持脊柱正常生理弯曲,且身体各部位均有支撑。护理人员应指导患者正确的起床方式,如先健侧卧于床边,再利用上肢支撑并推床,同时双足放置地上,离床时用手臂支撑帮助起身,避免腰部用力,必要时佩戴腰围保护。随着症状的改善,可下床做简单的日常生活活动,活动要循序渐进,直至恢复正常活动。防止下肢静脉血栓形成,绝对卧床患者还要训练其使用大小便器,还要指导坚持四肢和脊背肌肉锻炼。

(三) 按摩推拿与手法复位的康复护理

推拿按摩是一种通过一定的手法作用于患者的机体,促进局部血液循环,调整肌肉状态以及身体内外平衡来达到治疗目的的辅助疗法。先行按摩促进局部血液循环、止痛解痉,再行手法促使突出的椎间盘复位。手法有:徒手牵拉、牵抖、患椎水平的振按、坐位旋转复位等,部分病人疗效确切。推拿主要适用于慢性劳损,对以脊髓或脊神经根受压为主要症状的患者不适合。应根据患者的病情轻重、病变部位、病程、体质等选择适宜的手法。手法上注意由浅入深,由轻到重,让患者逐渐适应,切忌用力粗暴。治疗过程中,随时观察病情变化,出现强烈不适立即停止治疗。

(四) 姿势治疗康复护理

姿势均为俯卧位,共5级:腹部垫枕、俯卧位1h、前胸垫枕、前胸及膝部垫枕、下颌垫高枕及下肢膝部垫枕,其中前两级适合急性炎症水肿者,后三级逐步恢复腰部生理弯曲。注意初始时间可短些,能忍受则可渐延长至1h。每日1次,每级能坚持1h,两日后进入下一级。

(五) 指导患者运动疗法

腰椎间盘突出症患者应积极配合运动疗法,可提高腰背肌肉张力,改变和纠正异常力线,增强韧带弹性,活动椎间关节,维持脊柱正常状态。患者神经根刺激症状消除后,即开始进行腰背肌锻炼。

1. 早期锻炼方式

从飞燕式开始,然后到五点支撑法,1~2周后过渡为三点支撑法,坚持每日3~4次,每组50次,循序渐进,持续锻炼半年以上。①飞燕式:患者头、颈、胸及双下肢同时抬起,双上肢后伸,仅使腹部着床,身体呈弓形,如飞燕点水。②五点支撑法:患者用头、双肘及双足跟作为支撑点,使背部、腰臀部向上抬起,悬空后伸。③三点支撑法:患者双臂放置胸前,用头顶及双足支撑,使全身呈弓形撑起,腰背部尽力后伸。

2. 恢复期练习方法

包括体前屈和后伸练习、体侧弯练习、弓步行走、后伸腿练习、提髋练习、蹬足练习、伸腰练习等。

(六)牵引康复护理

牵引重量不应少于体重的23%。重量太大,可能会对组织造成损伤。骨盆牵引适应于根性腰痛患者,对不伴坐骨神经痛的单纯腰痛患者因其会引起腰痛,故不建议牵引。急性炎症水肿期,宜先用小重量、短时间牵引,在牵引床退回原位前先解开盆带,否则牵引后易发生因反弹而致的剧烈疼痛,可行理疗缓解疼痛。

1. 慢速牵引

特点是所用牵引重量小,每次持续时间长,需多次牵引。慢速牵引包括很多方法,包括自体牵引、骨盆牵引、双下肢皮肤牵引等,牵引过程中可根据患者的感觉随时调整牵引重量,牵引力量不宜过大,否则可造成神经根刺激或损害。牵引为间断性,每日2~3次,每次30 min。由于慢性牵引时间较长,对老年人特别是有心肺疾病者,应特别谨慎。

2. 快速牵引

特点是所用牵引重量大,作用时间短,数秒即结束,牵引的同时配合手法治疗,快速牵引以中医的人工拉压复位法最为典型,近年来有研究者将中医的斜扳和旋转手法与机械传动的快速水平牵引结合制造了多方位牵引床或称三维牵引。该牵引由计算机控制,多动作组合,作用时间短,患者无痛苦,多数患者一次治疗即可。若需再次牵引,一般间隔5~7日。

三、健康教育

(一)纠正患者的不良姿势

不良姿势会使支持脊柱保持全身平衡的背肌以及腹肌肌群产生疲劳,功能下降,局部代谢产物乳酸的堆积可产生腰背酸痛。在工作、学习和生活中应注意保持良好的卧、坐、站及行等姿势,并不断变换姿势。

(二)保持正确的腰部活动

充分利用杠杆原理,学习节力动作。如从地上拾物应屈膝下蹲,避免弯腰;长时间弯腰工作时,应注意休息,伸展腰背部肌肉,防止肌肉过度疲劳。搬运重物时,使物品尽量贴近躯干,以减少重力距的作用,曲膝,下腹部用力,缓慢抬起。起床时,先伸展四肢,做几个仰卧起坐,5 min后利用上肢支撑床面,双足置于地面,慢慢坐起。进食或大小便时,尽量避免腰部前倾坐位,该体位可加重腰椎间盘后突。

（三）养成良好的生活方式

过度肥胖易导致腰痛,尽量选择低热能饮食,注意减肥。最好不要吸烟,咳嗽可引起椎间盘内压及椎管内压增高。注意腰部保暖,夏季特别注意防止腰部受凉。保持大便通畅,减轻腹压。避免穿高跟鞋,急性发作期间应穿低跟或坡跟轻便鞋。

（四）改造患者的生活环境

对患者常用的家具、桌子、床等的改造提出建议,目的是使患者易于保持良好姿势。

（五）指导患者自我功能锻炼

如增加腰部柔韧性和稳定性的体操、腰椎活动、软组织牵拉、腰背肌及腹肌的肌力训练。

（六）举办腰痛科普讲座或学习班

让患者了解腰痛原因,知道怎样提高脊柱稳定性,改变生活习惯和生活方式,以避免腰痛。

【考查案例】

赵某,女,26岁,北京市某大学学生。患腰腿痛已1年,反复发作,开始因剧烈疼痛,曾到某医院住院,CT检查腰5骶1椎间盘突出0.7 cm,医生建议手术治疗,因不愿手术,经保守治疗后好转,但始终腰痛、腿麻,强能忍受,生活能自理。近几天,因参加体育运动——跑步,不到30 min,就感到下腰剧痛,向右下肢放射,休息后,疼痛仍未能缓解,于2004年6月10日来院治疗。患者自觉右腿串痛,腰无力,如姿势改变,疼痛加剧,不敢弯腰和转身。检查:腰僵、腰5右侧压痛,并向臀部放射,外观右侧腰部和右臀肌萎缩,下肢股四头肌和小腿三头肌,较左侧萎缩分别为1 cm和0.8 cm;皮肤颜色较左肢苍白,触诊右下肢温度较左肢低,髌腱反射和踝腱反射减弱,未引出病理体征,肌张力下降,直腿抬高试验30°阳性,直腿抬高屈踝试验阳性。X线照片:正位示向左侧弯10°,第5腰椎椎体旋转;侧位片腰5骶1椎间隙变窄,椎曲变小,弓顶距离0.5 cm。

问:(1) 试诊断为何疾病?

(2) 其康复护理措施有哪些?

（随州职业技术学院　何琼）

学习子情境四 脑血管意外的康复护理技术

【引导案例】

患者杨××,男性,67岁,主因左侧肢体活动不利5日入院。既往有高血压病10年,冠心病5年。患者于5日前晨起发现左侧肢体无力,急到本区医院就诊,行头颅CT检查,未见异常。给以"脉通、丹参"静点,病情仍进一步加重,复查头颅CT:右侧基底节区脑梗塞。于4日前左侧肢体完全瘫痪,近3日病情无明显变化。发病以来无头痛、恶心、呕吐、意识障碍及二便障碍。查体:血压160/90 mmHg (21/12 kPa),心肺查体大致正常。神智清楚,言语流利,智力正常,饮水偶有轻度呛咳,左鼻唇沟浅,左侧肢体肌力0级(Brunnstrum分级1级),肌张力低,腱反射稍弱,左侧霍夫曼氏征及巴彬氏基征阳性。右侧正常。不能保持坐位。

问:杨某的主要功能障碍是什么?应怎样对其实施康复护理?

【学习任务】

能力目标:学会脑血管疾病的康复护理措施的操作方法。

知识目标:掌握脑血管疾病的主要功能障碍评定方法,脑血管疾病的康复护理方法。

素质目标:具有较好的学习新知识和技能的能力,具有解决问题的方法能力和制订工作计划的能力,具有良好的与病人沟通能力。

脑血管疾病(cerebral vascular accident,CVA)是一类由于各种原因引起的脑血管病变,当病变发展到一定程度时可发生脑血管痉挛、破裂和阻塞而引起脑部血管供血、供氧、供养突然中断,造成急剧发展的大脑局部血液循环障碍,引发以一侧肢体功能障碍为主的偏瘫,临床上将CVA称之为脑卒中(或中风)。常见的病因主要有动脉粥样硬化、高血压、心脏病、糖尿病。高脂血症、血液病及吸烟等是本病的主要危险因素。

脑血管疾病按照病理过程可以分为两类:一类是缺血性脑血管意外,如脑血栓、脑栓塞、脑隙性脑梗死;另一类是出血性脑血管意外,如脑出血、蛛网膜下腔隙出血。

脑卒中患者起病较急,有头痛、呕吐、血压变化、体温变化等一般症状及意识障碍、运动障碍、感觉障碍、言语障碍等临床表现。由于脑实质神经细胞的损伤,使患者运动、感觉、言语和认知等功能不同程度地受到损害,最终导致患者不同程度地丧失独立生活及工作能力。

据流行病学调查,我国脑卒中发病大多发生在中老年人,发病率约 210/10 万,死亡率约 65/10 万,近年来其发病率年龄有所下降。脑血管病是一组致残率较高的疾病,幸存者中约有 70%~80% 会留下不同程度的功能障碍,严重影响患者的日常生活及工作,给患者家庭和社会带来很大的负担。如能对脑血管病进行积极的预防、早诊断、早康复,会使患者患病率下降,致残程度也会有所下降。作为一位康复护士对患者已存在或潜在的危险因素应有足够的认识和做出正确的指导,从而预防或减少脑卒中的发生率。

一、主要功能障碍

脑血管病导致的功能障碍具有多样性和复杂性,主要表现有:

(一)精神创伤反应

脑卒中后的情绪变化中,直接因脑损伤引起的情绪变化称为第一次精神障碍,间接引起的情绪变化称为第二次精神障碍。前者为器质性,后者为反应性或者是精神创伤。

(二)运动障碍

1. 偏瘫

脑卒中引起的运动瘫痪中,偏瘫占多数。根据肌肉紧张异常状态,可分为松弛性瘫痪和痉挛性瘫痪。松弛性瘫痪是肌紧张程度呈降低状态的运动瘫痪,痉挛性瘫痪是肌紧张程度呈增强状态的运动瘫痪。

2. 联合反应

联合反应是指脑卒中偏瘫患者健侧上下肢紧张性随意收缩时,患侧上下肢也产生肌肉张力而引起关节活动。多数表现为上肢屈曲时下肢屈曲,或下肢伸展时上肢伸展;少数表现为上肢屈曲时下肢伸展,或下肢伸展时上肢屈曲。

3. 共同运动

共同运动是指偏瘫患者肢体在做随意运动时不能做单关节的分离活动,只能做多个关节的同时活动。偏瘫患者的共同运动可分为屈曲型和伸展型,这两种类型上、下肢均可发生。

4. 紧张性反射

紧张性反射是指延髓脑桥正常的迷路反射、颈反射、阳性支撑反射、抓握反射和延髓正常的对侧伸肌反射,在中枢性偏瘫时因下运动神经元失去高级运动神经元的控制,在患者以夸张的形式出现,表现出躯体平衡和患侧肢体运动不协调。

5. 异常的肌张力

偏瘫患者肌张力增高的特点是上下肢表现不同。通常上肢表现在屈肌群、旋前肌肌张力增高；下肢表现在伸肌群、足内旋肌和大腿内收肌群张力增高；足部主要表现在足下垂合并足内翻。

6. 病理反射

脑卒中偏瘫患者常见的阳性病理反射有：①巴宾斯基(Babinski)征；②查多克(Chaddock)征；③霍夫曼(Hoffmann)征；④罗索利莫(Rossolimo)征。

（三）感觉障碍

1. 半身感觉迟钝麻木

障碍的部位包括脸部、躯体、上下肢的各种感觉减退。上下肢的远端部位有加重障碍的倾向。

2. 假性神经根型感觉障碍

多见于上肢，在上肢的桡侧呈长条带状分布。这些部位的感觉障碍要比其他部位更明显。

3. 掌口综合征

围绕口周围的半侧部分和同侧手掌同时存在感觉障碍称为掌口综合征。出现这种综合征提示在顶叶后中央回下部以及丘脑后腹侧核有局限性病变。

4. 交叉性半身感觉障碍

常见的脸部感觉迟钝和对侧上下肢的感觉迟钝称为交叉性半身感觉障碍。

（四）认知障碍

认知障碍是指人的认识功能和知觉功能比正常情况低下。临床上，比较常见的认知障碍有：意识障碍、智力障碍、记忆障碍、失用症、失认症等。

（五）共济障碍

当大脑和小脑发生病变时，四肢协调动作和行走时的身体平衡发生障碍，这种情况叫共济障碍，又叫共济失调。共济失调包括深感觉性、前庭迷走性、小脑性、大脑性、共济失调性偏瘫。

（六）言语障碍

1. 构音障碍

表现为发音不准、吐字不清、语调及速率、节奏等异常，鼻音过重等言语听觉特性的改变。

2. 失语症

在语言上的四种形式，即听、说、读、写都或多或少发生障碍，并由于这些障碍在性质和程度上的差别及其病变部位的不同，使失语症的表现多种多样。

3. 失写症

指由于大脑损伤引起的书写能力的丧失,即语言性书写不能。失写症患者的主要临床表现有:①完全书写不能;②字词层级失写,包括构字障碍和字词错写;③语句和篇章失写症;④象形书写,以图画代替写不出的字;⑤镜像书写,写出的汉字字体出现左右逆转;⑥失用性失写;⑦惰性失写,是一种真正的失语性失写;⑧视空间性书写障碍。

4. 失读症

是指由于大脑损伤引起的对文字理解能力的丧失或受损,因不认识字,不知文字符号的意义,导致不能阅读。

(七) 继发障碍

病后处理不当可能继发的障碍,如压疮、肺部感染、关节挛缩、肌肉萎缩、肌力下降、肩关节半脱位、骨质疏松、深静脉血栓、心肺功能下降、体位性低血压及废用性综合征等。

二、康复护理措施

CVA 后早期的康复治疗和康复护理非常重要,对于改善和恢复功能、减少并发症、提高生活质量有重要的意义。当患者生命体征稳定,神经学症状不再发展后 48 h 患者就可以进行康复治疗,康复护理在患者进入病房即开始。

(一) 康复护理目标

1. 抢救生命。
2. 预防各种并发症、继发性残疾、废用性综合征的发生。
3. 提供良好的康复护理环境和心理护理。
4. 协助和配合康复治疗师对患者进行功能训练,并将训练应用于日常生活活动中,尽量恢复患侧的功能,保留健侧的功能。
5. 变"替换护理"为"协同护理"和"自我护理",以实现患者生活能力的自理,促进生活质量的提高。
6. 对患者进行健康教育,预防脑中风的再度发生。对出院的患者进行继续康复训练的教育,以维持康复效果。

(二) 软瘫期的康复护理

发病 1~3 周内(脑出血 2~3 周,脑梗死 1 周左右),患者生命体征平稳,意识清楚或有轻度意识障碍,但患肢肌力、肌张力均很低,腱反射也低,这一时期临床称之为软瘫期。康复护理措施应早期介入,目的是预防并发症以及继发性损害,同时为下一步功能训练做准备。一般每 2 h 更换一次体位。

1. 软瘫期床上正确体位的摆放

软瘫期床上正确体位的摆放是早期抗痉挛治疗的重要措施,可有效预防病理性运动模式的出现。主要有:健侧卧位、患侧卧位、仰卧位。

(1)仰卧位:患者头部于枕上,护理者要面向患侧,患侧肩关节下方垫一个枕头,使肩胛骨前倾,肩关节外展。上肢肘关节伸展,将整个上肢置于一个枕头上,腕关节伸展,手指伸展。患侧臀部下方垫一个枕头,使盆骨向前突出,伸髋,大腿外侧放置一个枕头防止髋关节外展、外旋。在膝关节下方放置一个毛巾卷,使膝关节微曲。足下可放置一个海绵垫,使踝被屈90°,以防足下垂(见图1.4.1)。

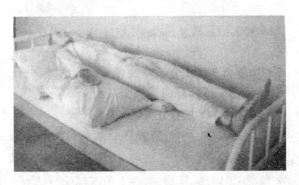

图1.4.1 仰卧位的良肢位

(2)健侧卧位:患者患侧在上,肩关节屈曲90°,患侧上肢尽量前伸,手的拇指外展,四指伸展位,整个上肢放置于枕头上并与躯干平行。健侧上肢可以自由摆放。患侧髋关节、膝关节屈曲放置于枕头上。健侧下肢髋关节伸展,膝关节轻度屈曲,踝关节处于中立位,防止跖屈、内翻。躯干后挤放一个枕头,使身体处于放松状态(见图1.4.2)。

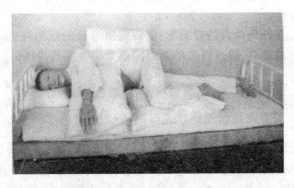

图1.4.2 健侧卧位的良肢位

(3)患侧卧位:患者患侧在下方。头部下颌内收,患侧肩胛带向前伸、肩关节屈曲小于90°,肘关节伸展,前臂旋后,腕关节伸展,手指伸展。患侧下肢髋关节伸展、膝关节轻度屈曲。健侧下肢髋、膝关节屈曲放置于枕头上,注意不要挤压患侧下肢。躯干后方放置枕头给躯干以支持,使其身体轻松(见图1.4.3)。

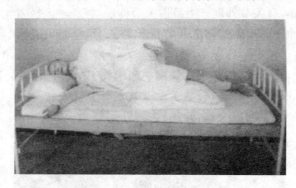

图1.4.3 患侧卧位的良肢位

由于良肢位是为急性期偏瘫患者的康复治疗而设计的临时性体位,为了防止关节的挛缩,一定要定时地变换体位,尽量减少仰卧位的时间。因为长时间仰卧位会使骨突出部位,如骶部、足跟部、足踝、肩胛下角等部受挤压而产生压疮。

2. 软瘫期的被动活动

病情较稳定后第3~4日起,应对患肢所有的关节做全范围的关节被动运动。每日2~3次,活动顺序从大关节到小关节循序渐进,切忌粗暴。直到主动运动恢复。

3. 软瘫期的主动活动

为保证患者安全,软瘫期的所有主动训练都是围绕床上开展的。

(1)翻身训练:鼓励患者学会向两侧翻身,不仅有利于增强患者的康复信心,又可避免压疮等并发症的发生。

①向健侧翻身:患者仰卧位,双手交叉,患侧拇指置于健侧拇指之上(Bobath式握手),伸直举向上方,屈膝,健腿插入患腿下方。交叉的双手,做左右侧方摆动,借助摆动的惯性,使躯干翻向健侧。

②向患侧翻身:患者仰卧位,双手于Bobath式握手,向上伸展上肢,健侧下肢屈曲。交叉的双手做左右侧方摆动,当摆向患侧时,顺势将躯干翻向患侧。

(2)桥式运动:在做翻身训练的同时,还必须加强患侧伸髋屈膝肌的练习。桥式运动能有效完成这方面的训练,且能避免患者今后行走时出现偏瘫步态。

①双侧桥式运动:帮助患者将两腿屈曲,双上肢自然放于身体两侧,掌心向下,双足平踏床面,嘱患者伸髋将臀抬离床面。

②单侧桥式运动:当患者能完成双侧桥式动作后,可让患者伸展健腿,患腿屈

曲,足踏床抬臀,完成单侧的桥式运动。

③动态桥式运动:患者仰卧屈膝,双上肢自然放松,双足平踏床面,双膝并拢,健腿保持不动,患腿做交替的幅度较小的内收和外展动作,护士协助控制动作的幅度和速度。之后交替为健腿。

(三)痉挛期的康复护理

软瘫期持续2～3周以后,患者一般会出现肢体痉挛并逐渐加重,约持续3个月左右。此期的康复护理目标是加强抗痉挛的姿势体位。

1. 抗痉挛训练

大部分患者上肢以屈肌痉挛占优势,下肢以伸肌痉挛占优势。表现为肩胛骨后缩,肩带下垂,肩内收内旋,肘屈曲,前臂旋前,腕屈曲伴一定的尺侧偏,手指屈曲内收;骨盆旋后并上提,髋伸、内收、内旋,膝伸,足趾屈内翻。

(1)卧位抗痉挛训练:采用Bobath式握手上举上肢,尽力使患侧肩胛骨向前,患肘伸直。仰卧位时双腿屈曲,Bobath式握手抱住双膝,将头抬起,前后摆动使下肢更加屈曲。此外,还可以进行桥式运动,避免下肢伸肌痉挛。

(2)被动活动肩关节和肩胛带:患者仰卧,嘱患者以Bobath式握手,用健手带动患手上举,伸直和加压患臂。

(3)下肢控制能力训练:卧床期间要加强下肢训练,为以后行走训练做准备。

①髋、膝屈曲训练:患者呈仰卧位,护士用手握住患足,使之背屈旋外,腿屈曲,并保持髋关节不外展、外旋。待对此动作阻力消失后再指导患者缓慢地伸展下肢,伸腿时应防止内收、内旋。在下肢完全伸展的过程中,患足始终不离开床面,保持屈膝而髋关节适度微屈。以后可将患肢摆放成屈髋、屈膝、足支撑在床上,并让患者保持这一体位。

②踝背屈训练:患者呈仰卧位,双腿屈曲,双足踏于床面。护士握住患者患侧踝部,自足跟向后、向下逐渐加压,另一只手抬起脚趾使之背屈且保持足外翻位,当被动踝背屈抵抗逐渐消失后,嘱患者保持该姿势。随后指导患者进行主动踝背屈练习。

③下肢内收、外展控制训练:方法见动态桥式运动。

2. 坐位及坐位平衡训练

让患者尽早坐起,能有效防止并发症,对患者情绪调节也有很大帮助。

(1)坐位耐力训练:长期卧床患者突然坐起易引起体位性低血压,在进行坐位耐力训练应先从半坐位(约30°)开始,如患者能坚持半小时且无明显体位性低血压情况出现,则可逐渐增大角度(45°、60°、90°)、延长时间和增加训练次数。如患者能在90°坐位坐半小时,则可进行从床边坐起训练。

(2)卧位到从床边坐起训练:患者先侧移至床边,将健腿插入患腿下,用健腿将患腿移于床边外,患膝自然屈曲。然后头向上抬,躯干向患侧旋转,健手横过身体,在患侧用手推床,把自己推至坐位,同时摆动健腿下床。必要时,护士一手扶患者健侧肩部,另一手扶臀部帮助坐起。要注意保护患肩,避免牵拉

(四)恢复期康复护理和训练

恢复期早期患侧肢体和躯干肌还没有足够的平衡能力,因此,还要帮助患者进行坐位平衡训练。

1. 平衡训练

平衡分为三级,静态平衡为一级平衡;自动动态平衡为二级平衡;他动动态平衡为三级平衡。一般静态平衡完成后,进行自动动态平衡训练,即嘱患者的躯干做前后、左右、挺直、弯曲等各方向不同摆幅的摆动运动。最后进行他动动态平衡训练,即在他人一定的外力推动下仍能保持平衡。

(1)坐位左右平衡训练:让患者取坐位,护士坐于其患侧,一手放在患者腋下,一手放在其健侧腰部,嘱其头部及躯干保持正直,将重心移向患侧,再逐渐将重心移向健侧,反复进行。

(2)坐位前后平衡训练:患者在护士的协助下身体向前或后倾斜,然后慢慢恢复中立位,反复训练。

(3)坐到站起平衡训练:指导患者双手交叉,让患者屈髋、身体前倾,重心移至双腿,然后做抬臀站起动作。患者负重能力加强后,可让患者独立做双手交叉、屈髋、身体前倾,然后自行站立。

(4)站立平衡训练:完成坐到站起动作后,可对患者依次进行扶站、平行杠内站立、独自站立以及单足交替站立的三级平衡训练。尤其作好迈步向前向后和向左向右的重心转移平衡训练。

2. 步行训练

首先从平衡杠内进行,要求患者躯干伸直,用健手扶栏杆;重心移至健腿,膝关节轻度屈曲。护士扶住其骨盆,帮助患侧骨盆向前下方运动,防止患腿在迈步时外旋。当健腿向前迈步时,患者躯干伸直,健手扶栏杆,重心前移,护士站在患者侧后方,一手放置于患腿膝部,防止患者健腿迈步时膝关节突然屈曲以及发生膝反张;另一手放置于患侧骨盆部,以防其后缩。健腿开始只迈至与患腿平齐位,随着患腿负重能力的提高,健腿可适当超过患腿。指导患者利用助行器和手杖等帮助练习。

3. 上下楼梯训练

原则为上楼时健足先上,患足后上且将患腿提到同一台阶;下楼时患足先下,健足后下,然后健足迈下到同一级台阶。在进行训练前应给予充分的说明和示范,以消除患者的恐惧感。步态逐渐稳定后,指导患者用双手扶楼梯栏杆独自上下楼梯。

4. 上肢控制能力训练

包括臂、肘、腕、手的训练。

(1) 前臂的旋前、旋后训练:指导患者坐于桌前,用患手拿去桌上的小物品或翻动桌上的扑克牌。

(2) 肘的控制训练:患者仰卧,上举患臂,尽力使肘关节伸直,然后缓慢屈肘,用手触摸自己对侧器官。

(3) 腕指伸展训练:双手交叉,手掌朝前,手背朝胸,然后伸肘,举手过头,掌面向上,返回胸前,再将上举的上肢左右摆动。

5. 改善手功能训练

主要采用作业治疗的方式进行。

(1) 作业性手功能训练:通过书写、绘画、泥塑等训练两手协同操作能力。

(2) 手的精细动作训练:通过开锁、拧螺丝等以及进行与日常生活动作有关的训练,加强和提高患者手的综合能力。

(五) 后遗症期的康复护理

患者经过治疗或未经积极康复,患者在一年后可以留有不同程度的后遗症,主要表现为肢体痉挛、关节挛缩畸形、运动姿势异常等。此期康复护理目的是指导患者继续训练和利用残余功能,以便于最大程度的恢复生活自理能力。

1. 需要家属配合,坚持进行维持功能的各项训练。加强站立平衡、屈膝和踝背屈训练,同时进一步完善下肢的负重能力,提高步行效率。

2. 加强健侧的训练,以增强其代偿能力。

3. 指导患者正确使用辅助器,如手杖,以补偿患肢的功能。

4. 改造家庭环境,如门槛和台阶改成斜坡,蹲式便器改成坐式便器,厕所、浴室、走廊加扶手等。

(六) 摄食和吞咽功能障碍的康复护理

吞咽障碍可致患者引起误吸、误咽和窒息,甚至危及生命;也可因进食困难而引起营养物质摄入不足,从而影响患者整体康复。

1. 摄食训练

(1) 体位:因人因病情而异。①仰卧位30°~60°,偏瘫侧肩部以枕垫起,护士位于患者健侧。②侧卧位采用健侧卧位,利用重力的作用使食物主要集中在健侧口腔,减少了食物在偏瘫侧的残留。③坐位头稍前屈,或颈部向患侧旋转,躯干直立,患侧手放于桌上。

(2) 食物的选择:应优先选择密度均匀、有适当黏性半流食。如果冻、蛋羹及糊状食物等。以偏凉食物为宜,以有效强化吞咽反射。

(3) 喂食方法:每次喂食前先用冰盐水对咽部进行冷刺激、按摩,诱发吞咽反射。了解患者一口量,先以3~4 ml开始,酌情增加至1汤匙。成人每次进食量不宜超过 300 ml,进食 30 min 内不做运动、吸痰等操作(特殊情况例外),并采取半卧位或 30°仰卧位。对昏睡及嗜睡患者,应边进食边进行语言沟通,保持其在清醒状态下进食。

(4) 喂食工具的选择:宜用薄而小的勺子从健侧喂食,尽量把食物送至舌根部。不能张口患者,可以选择 50 ml 注射器作为喂食工具。

2. 呼吸肌训练

(1) 呼吸训练:对患者进行深吸气—憋气—咳嗽训练,能提高咳出能力和防止误咽。

(2) 咳嗽训练:嘱患者努力咳嗽,以增强排除异物能力。

3. 颈部旋转训练

在下咽时,嘱患者头部向患侧旋转,进而使咽腔的患侧变小,健侧的食道口扩大,从而使食物顺利下咽。

4. 防止误咽训练

(1) 颈部的活动度训练:使患者颈部做前后左右以及环转训练,增强颈部肌力、增强呼吸辅助肌的肌力。

(2) 代偿方法:

①口唇闭合训练:模仿吸吮动作,或小口呼吸,吸管吸气运动。

②颊肌功能训练:闭口作上下牙齿互叩及咀嚼。把食物放入健侧颊部,推患侧的口唇及颊部。

③舌肌运动训练:a. 舌做不同方向的牵拉运动和主动运动;b. 抗阻运动:指导患者将舌抵向颊后部,治疗人员用手指指其面颊某一部位,患者用舌顶推,以增强舌肌的力量。

④吞咽反射的强化:a. 对咽部用冰盐水进行冷刺激;b. 发声训练:重音放在"K"上。

(七) 日常生活活动能力(activities of daily living, ADL)训练

1. 清洁

患者坐在洗手池边的椅子上,患手放入洗手池。清洗健侧手臂时,将浸过肥皂水的洗脸巾固定在洗水池边缘,患者健侧手臂和手在上面擦洗。擦干健臂时,可将毛巾放在腿上,手臂在上面擦干。患者可将毛巾挂在水龙头,用健手拧干。为擦干后背,患者将毛巾抛过一侧肩,披于身后,抓住毛巾的另一端向下横擦后背,然后再换到另一侧肩上。

2. 刷牙

把患侧手臂放在洗手池边上。坚持用患手握住牙刷,健手挤牙膏,而后患侧手臂上抬,尽可能地站立刷牙。

3. 洗澡

脑卒中偏瘫患者洗澡时常存在困难,往往需要治疗师训练才能学习该活动程序。康复护士的悉心指导和帮助是患者真正解决问题的关键:①出入浴盆:患者的健侧靠向浴盆站立,抬起健腿进入浴盆,向前上方抬起患腿进入浴盆;用健手使双膝充分靠向健侧,达到躯干旋转,扶着患者骨盆两侧促进抬起臀部和转身,健手把住浴盆边缘,一条腿向前(最好是健腿)形成单腿跪位,重心向前移至前足上,躯体向上站起,然后抬起健足跨出浴盆,通过屈曲而抬起偏瘫腿跨出浴盆;②使用矮凳浴盆:帮助患者拿掉木板并引导患者坐在矮凳上,患者手臂需要前伸并把住浴盆边缘以便支持自己,洗浴后患者在帮助下转移到轮椅上;③淋浴:患者坐着,用线穿过肥皂块固定肥皂挂在胸前洗浴。

4. 穿衣

穿开衫或夹克衫时,患者将衣服袖筒悬垂于双膝之间,使得患手容易穿入其中;然后患者将袖筒拉到肩,患者健手入另一袖筒。穿套衫时,患者整理领子标签在上方,偏瘫手臂伸进袖子里,健手将袖子拉到肩,然后健臂穿入另一袖子。

5. 穿袜

穿袜子时,患者首先要将偏瘫腿交叉在健腿上,用健手拇食指张开袜口,向前倾斜身体把袜子套在脚上。

6. 穿裤

穿裤子时,患者首先将患腿交叉放在健腿上,尽可能向上套上裤腿,然后将臀部抬离椅子,双脚负重站立,并将裤腰向上拉到腰部。

7. 穿鞋

患者可以像穿袜子那样穿上鞋。

8. 脱衣服

患者必须先脱健侧,这样才能从偏瘫侧脱下衣服。

9. 进食

加强作业治疗,嘱家属帮助患者尽快使用汤匙等进食工具,并根据恢复情况估计进食量。

(八) 并发症的预防和护理

脑卒中患者由于持久卧床或长期被迫易引起肩痛、肩—手综合征、关节挛缩畸形、压疮、便秘、废用性肌肉萎缩、骨折、体位性低血压等并发症,易导致康复训练的停滞。因此,护士在并发症的预防和护理中起着重要的作用。

1. 肩痛

偏瘫性肩痛是指肩关节被动活动范围结束时的锐痛,整个活动范围内出现的剧痛,接触后出现的难以忍受的疼痛。可以发生在脑卒中的早期,也可发生在后

期,甚至发生在数月之后。偏瘫性肩痛是成年偏瘫患者最常见的并发症之一。康复护士应做到以下几点:

(1) 及早消除疼痛:主诉肩痛时,特别注意使患者达到无痛全范围关节活动度,注意患者的转移,检查床上的体位摆放是否正确。

(2) 严重肩痛的处理:应停止肩部和患侧上肢的运动治疗,适当选用一些理疗如高频电疗、光疗等。

(3) 体位疗法:①仰卧位,患侧肩胛骨下、上臂用薄枕高垫,使患侧肩胛骨处于前伸位,上肢轻微外展,肘关节伸直或屈曲 90°交替,前臂伸直,腕关节微背伸,掌心向上,指关节伸直大拇指外展;②侧卧位,健侧卧位和患侧卧位时保持抗痉挛体位;③坐位,患侧上肢应放在面前的桌子或扶手椅的扶手上,在没有上述支撑物时,则应在患者双腿上放一枕头,将患肢置于枕头上;④立位,对肩关节有半脱位的患者,应使用肩部吊带或 Bobath 腋托将患肢托起。

(4) 被动运动:关节的早期活动,可以防止因制动引起的关节黏连性病变,但不适当的活动又可引起肩关节周围软组织损伤和肩痛。在软瘫期,一般康复护士对患者做无痛范围内的肩关节被动运动。

(5) 自然性主动运动:患者仰卧,双腿屈曲并拢向两侧摇动,旋转躯干。然后将双腿倒向健侧,一手放在患膝上,一手放在患肩上,用力下压,通过牵拉患侧,以降低整个患侧的肌痉挛。患者坐位,注意必须使手指伸展开,腕背屈,让屈曲痉挛的上肢伸直(肘伸直),向肩前屈方牵拉上臂。

(6) 自助性手臂活动:在康复护士的帮助下,患者必须学习自己正确地运动肩关节,用健臂带动偏瘫臂上举。

(7) 正确搬运患者:护理活动中要注意保护肩关节,如穿衣、翻身、体位转换等。

(8) 对肩手综合征的患者,避免腕屈曲,改善静脉回流。注意床上和椅上的体位摆放,保证患者的手不要受压和悬垂。

(9) 对患侧手掌水肿者,康复护士采用压迫性向心缠绕,并教会患者及家属。

(10) 采用冰敷:冰敷用于降低痉挛,可用湿润的毛巾包绕整个肩、肩胛和手指的掌面,每次 10~15 min,每日 2 次。同时配合治疗师做一些特殊活动如关节松动术等。

2. 压疮

压疮是局部组织长期受压,血液循环障碍,持续缺血、缺氧,营养不良而致软组织溃烂和坏死。预防压疮是一项重要的护理,一旦发生压疮,不仅增加患者躯体的痛苦,加重病情,而且对心理产生极坏的影响,严重时可因继发感染引起败血症危及生命。护理人员对压疮应及早预防,其关键环节是:①变换体位;②保持寝具,床单的卫生,及时扫床以去除颗粒性物质以免擦破皮肤;③促进局部血液循环;④压疮发生的早期可采用红外线、紫外线、激光等理疗治疗;⑤对Ⅱ度压疮可采用中成药治疗:京万红、紫草油、双料喉风散等;⑥压疮较深者:用庆大霉素 PMMA 链珠填塞、debrisen(高分子右旋聚合物清洁剂);异体猪皮覆盖;外科手术治疗(除单纯缝合外,还有游离植皮、局部皮瓣、肌肉皮瓣等)。

3. 便秘

长期卧床的脑卒中患者由于胃肠道蠕动减弱等原因多数伴有便秘,患者可因此而感腹部胀满、食欲不振,甚至情绪郁闷。便秘的护理措施:

(1) 饮食疗法:服蜂蜜及核桃仁、芝麻等滑肠之品

(2) 建立良好的排便习惯:引导患者按时排便,并注意排便时间,避免长时间排便。

(3) 肛门保健操:戴上手套,在食指上涂上润滑剂,先在肛门口按摩 10~20 次,轻轻伸入肛门约 1~2 cm 左右,将伸入肛门内的示指向前、后、左、右四个方向撑大肛管,尽可能撑大,操作 2~3 min。最后擦干肛门后,患者自己把肛门用力向上提缩 20~30 次。

4. 尿失禁

尿失禁的预防及护理措施:

(1) 养成良好的排尿习惯:①摄取足够的水,每日应约 1 500~2 000 ml;②给予足够的时间排尿;③在膀胱充满后才去卫生间。

(2) 骨盆肌肉的训练:①耻骨尾骨肌(以下简称 PC 肌)训练,患者坐在马桶上,中途有意识使尿流中断;坐在椅子上,由后向前缓慢地把 PC 肌收缩起来;患者仰卧位,以头部和脚为支点,抬高臀部,同时收缩 PC 肌放下臀部时再放松 PC 肌。②"提肛功"训练 PC 肌,吸气时用力使肛门收缩,呼气时放松,每日做 3 次,每次做 10 遍,以后每周增加 1 次,每次增加 5 遍,直到尿失禁状况有所改善。

(3) 膀胱训练:留置导尿管法(定期开放导尿管,尿意预兆或信号,拔管试验),间歇性清洁导尿法。

(4) 采用聚尿器(外用尿套法,保险带,便器)。

(5) 正确选用尿失禁护理用品(有吸水剂的床垫,失禁尿垫,成人一次性纸尿裤)。

(6) 调整患者方便的活动环境(床旁呼叫器、放置轮椅、行走器、无障碍设施)。

(7) 帮助穿衣困难者,穿着简便、易穿脱的衣服。

(8) 做好心理护理,增强沟通能力,对患者进行尿失禁的宣教,让患者及家属对尿失禁有正确的认识并掌握自我护理的技巧。

三、康复健康教育

1. 对患者和家属进行有关脑血管疾病知识的健康教育,使他们充分了解本病的危险因素、常见的先兆现象、主要症状表现、积极的康复对预后的影响,以及如何预防等知识,让他们了解脑血管疾病康复的最新进展。预防脑血管疾病的发生和再复发,对主要危险因素进行干预、积极预防高血压、动脉硬化、高血脂、糖尿病及心脏病等。

2. 向患者和家属传授如何调整脑血管疾病后的心理变化,家属和患者都要树立康复的信心,家属给予患者积极的健康支持。患者需养成良好的健康习惯,戒烟、戒酒、控制体重、合理膳食、保持合理的运动,控制自己的情绪。家属要注意患者的安全,防止患者滑倒。

3. 加强对患者自我健康管理的教育,康复是一个长期的过程,患者回到社区后,需要在康复治疗师的指导下继续保持康复功能的训练,定期复诊,力争生活自理。

4. 出院前健康教育

(1) 在血压控制满意的情况下进行适当运动,以轻体力活动为宜。

(2) 忌烟酒,多食蔬菜、水果,进低盐、低脂、低胆固醇清淡饮食。

(3) 保持心情愉快,避免情绪激动愤怒。

(4) 保持大便通畅,避免大便时过度用力,以免脑血管意外的复发。

【考查案例】

2008年6月18日来诊,患者,男,45岁,于2008年农历正月十五日突发中风,急入当地医院治疗,诊断为脑出血,住院治疗42日,中间复查CT时,发现有出血后梗死病灶,患者家属称开始的时候头摇很轻,逐渐加重,临近出院的时候,已经很明显能看出头部不自主的摇动,回家休养期间,服用出院时带的药物——安坦,只是控制症状,最近一段时间,头摇的幅度和频率明显加大,有时候晃的自己都眼晕,没办法才来你们这里诊治。

现症见:左侧偏瘫,需1人辅助方能行走,语言不清,测试1 min头部摆动次数百余次,休息的时候有所减轻,头部向右侧转动90°,摆动可停止,仔细观察,其左侧上下肢也略有不知主运动情况发生。

问:(1) 找出主要功能障碍;

(2) 提出主要护理诊断;

(3) 给出主要的护理措施。

技能训练

技能一 体位转移的方法

(一) 翻身法

1. 一人协助翻身法

(1) 仰卧位被动到侧卧位:患者仰卧,两手放于腹上(或两手相握并上举),两腿屈曲,先将患者两下肢移向护士一侧床缘,再将肩部外移,护理人员将手扶于患者肩部、膝部,轻轻推患者转向对侧。此方法适用于体重较轻的患者(见图1.4.4)。

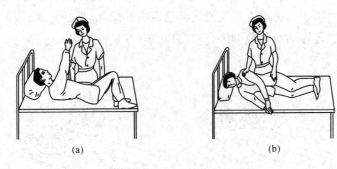

图 1.4.4 一人协助翻身法

(2) 仰卧位被动到俯卧位:以偏瘫患者为例,患者仰卧,健手握住患手与腹部,健腿放置在患侧腿下,呈交叉状,护理人员在患者患侧,一手扶患侧肩部,另一只手托与下肢腘窝后,同时将患侧下肢稍抬起缓慢推患者转向健侧卧位,然后将上肢置于头的上方,转动身体到俯卧位,帮助患者将健侧手从腹下方取出,整理呈功能位(见图1.4.5),这种体位变换有利于改善患者脑血管功能状态,促进健侧、患侧协调功能的改善,帮助患者被动运动,防止关节挛缩。

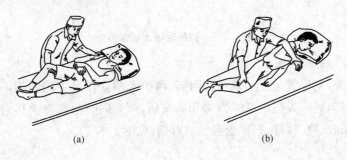

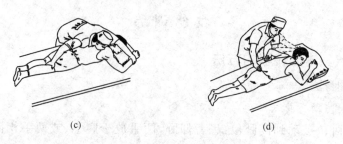

图 1.4.5　仰卧位被动到俯卧位

（3）俯卧位被动到仰卧位：患者俯卧，健手握住患手上举与头上方，护理人员站于患者的健侧，一手扶于患者肩部，另一手扶于患者髋部，嘱患者抬头缓慢向健侧转动，并尽力举手。护理人员缓慢转移患者肩和髋部，带动患者转动下肢转动成仰位，再帮助患者转动身体成仰卧，整理呈功能位（见图1.4.6）。

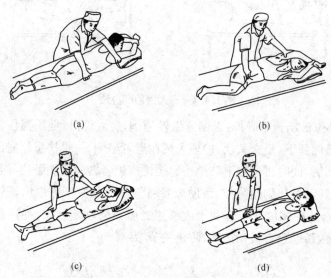

图 1.4.6　俯卧位被动到仰卧位

2. 二人协助翻身法

患者仰卧，双手置于腹上或身体两侧，两护士站立在患者的同侧，一人托患者颈肩部和腰部，另一人托住患者臀部和腘窝后，两人同时抬起患者移向自己，然后分别扶住肩、腰、臀、膝部，轻推患者转向对侧（见图1.4.7）。

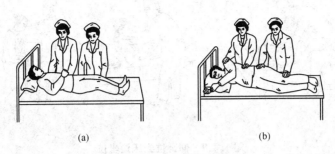

图 1.4.7 二人协助翻身法

(二) 坐、卧位间的转移

1. 从卧位到坐位

(1) 从仰卧位到长坐位：患者肘关节屈曲支撑床面上，护理人员站于患者侧前方，用双手托患者双肩并向上牵拉。指导患者利用双肘支撑上部躯干，逐渐改用双手支撑身体而坐起 (见图 1.4.8)。

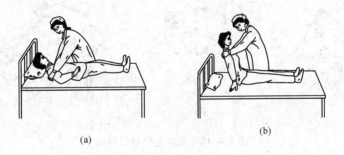

图 1.4.8 仰卧位到长坐卧位

(2) 从卧位到床边坐位：患者仰卧，将患侧上肢放于腹上，健足放于患侧足下，呈交叉状。护理人员位于患者健侧，双手扶于患者双肩，缓慢帮助患者向健侧转身，并向上牵拉患者双肩。患者同时屈健肘支撑身体，随着患者躯体上部被上拉的同时患者伸健肘，手撑床面，健足带动患足一并移向床沿，两足平放于地面，整理呈功能位 (见图 1.4.9)。这种体位转移有利于偏瘫患者锻炼健侧伸肩、肘及关节肌群，锻炼颈、腰部、腹部肌肉，防止废用性肌萎缩。

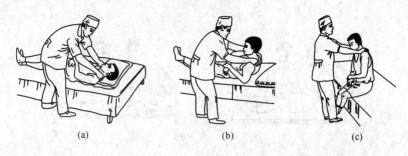

图 1.4.9　仰卧位到床边坐位

2. 从坐位到卧位

患者端坐于床沿,健侧上肢握住患侧上肢于腹部,健侧腿放于患侧腿下,护理人员位于患者前方,两手分别扶住患者双肩,缓慢让患者向健侧倾斜,健侧上肢屈肘,支撑身体的同时,健侧腿带动患侧腿上抬,护理人员一手协助将患者双下肢移至床上,另一只手人扶住患者控制身体继续向后倾,让腰、背、肩、头依次慢慢放于床、枕上(见图1.4.10)。

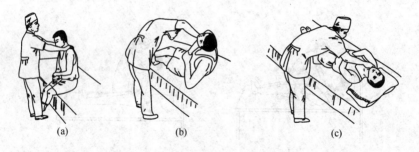

图 1.4.10　床边坐位到仰卧位

(三) 轮椅、床间的转动

1. 床到轮椅间的转移

首先护理人员要检查轮椅装置是否完好,将轮椅推到床边(偏瘫患者轮椅推至健侧斜前方),轮椅与床诚30°~40°夹角,刹住车闸,竖起脚踏板。患者坐于床边,患者双手交叉相握,上肢前伸,躯干前倾,抬臀重心前移,护理人员面向患者屈髋直背站立,两腿分开,用双膝夹住患者患侧膝关节,以防跌倒。患者双臂抱住护理人员的颈部,将头放在护理人员靠近轮椅侧的肩上,护理人员稍屈髋、屈膝,身体挺直稍后倾,拉住划子暖和腰部皮带或托住患者双髋,同时向前向上拉动患者站立。患者站稳后,以健侧足为轴慢慢旋转躯干,将背部转向轮椅,臀部正对轮椅面,慢慢屈髋屈膝,护理人员帮助患者平放与轮椅上坐好,放下脚踏板,将患者双脚放在踏板上(见图1.4.11)。

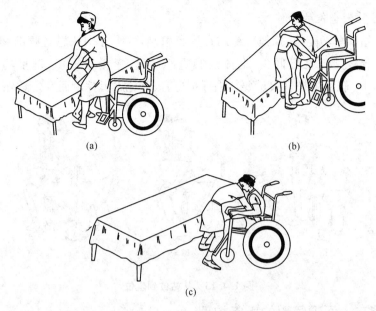

图1.4.11 床到轮椅的转移

2. 轮椅与到床间的转移

按床至轮椅间转移步骤相反的方向进行。

（四）坐位、站位间的转移

1. 坐位到站位的转移

患者端坐呈功能位,护理人员站在患者患侧,两手分别扶住患者膝、腰部,缓慢上提腰部,嘱患者上体前倾,缓慢抬起臀部,离开椅面,下肢缓慢伸膝、伸髋,头部位置保持直立,躯干向上伸展。护理人员注意保护好患者患侧膝关节,防止因肌无力前屈或过伸而摔倒。此体位的转移训练可以锻炼患者伸髋、伸膝肌群以及腰背部肌群,防止髋、膝关节和脊柱挛缩（见图1.4.12）。

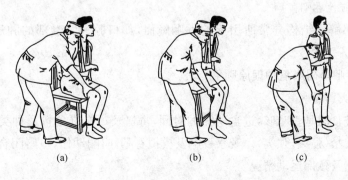

图1.4.12 坐位到站位

2. 站位到坐位的转移

患者站稳呈功能位,狐狸人缘站在患者患侧,两手分别扶患者膝部和腰部,患者屈膝、屈髋弯腰,缓慢低头,上体前倾重心后移,慢慢坐下,整理呈功能位(见图 1.4.13)。转移中护理人员要加强保护患者,避免患者摔倒而发生意外。

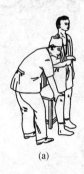 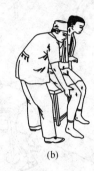 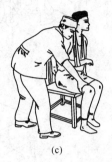

(a) (b) (c)

图 1.4.13　从站位到坐位

技能二　吞咽障碍的康复护理

一、吞咽障碍

(一) 概念

吞咽障碍是指食物从口腔经咽、食管向胃运送过程中受到阻碍所产生的症状。表现为进食时呛咳、食后咳,痰中混食物、进食中咽部不适、食物残留感及反复肺炎发作。可因肿瘤、脑血管病、中枢神经系统感染等导致吞咽障碍。

(二) 分类及常见疾病

1. 功能性吞嗯障碍

因中枢神经系统功能障碍或周围神经系统功能障碍而解剖结构无异常的吞咽障碍,如脑血管疾病的患者。

2. 器质性吞咽障碍

由局部解剖结构异常所引起的吞咽障碍,如口腔、咽、喉部的肿瘤手术后的患者。

二、吞咽障碍康复护理原则

(一) 认真观察

经口进食时是否呛咳,进食所需的时间,每口及每次进食量及种类,进食时是否有情感失禁(强哭,强笑)。观察吞咽及模拟吞咽,咀嚼动作,口唇闭合的情况,有无喉头上抬及颈部运动情况。

(二) 饮水试验

饮水试验可以判断吞咽障碍的程度。其方法是让患者按习惯自己喝下 30 ml 水，观察所需时间及呛咳等情况。正常人 1 次咽下（从口至喉头运动为准），时间不超过 5 s。

（三）心理护理

患者有肢体运动障碍，言语和吞咽障碍等，对他们的打击很大，会产生恐惧，自卑，紧张心理。护士要安慰和关心他们，消除不良心理。生活上给予帮助，增强其战胜疾病的信心。

（四）口腔护理

吞咽困难的患者，进食时口腔容易存留食物残渣，应及时协助清洁口腔，可在饭后用生理盐水漱口。流涎，不能经口进食的患者，要进行口腔护理。

（五）康复训练

吞咽障碍轻者，护士应指导患者进食的方法，饮食种类（如软食，半流质）的选择，并随时进行饮食监护。重者需要对口腔，颜面肌及颈部屈肌的肌力进行强化训练，并进行摄食训练。训练时选取的食物可从胶冻样食物向糊状食物过渡，如食藕粉等利于吞咽食物。

三、吞咽功能障碍的训练

吞咽是人们生存所必需的重要生理功能，是机体获取水和营养的源泉。此外，通过吞咽可清除口腔和咽道残留物来保持气道通畅。

正常的吞咽过程可分为三期：口腔期（由口腔至咽入口处）为随意运动；咽期（由咽到食管入口处）为反射运动；食管期（由食管入口到胃）为蠕动运动。急性脑卒中患者中约 29%～60.4% 伴有吞咽功能障碍，临床表现为咳嗽、喘鸣、哽咽，食物通过时受阻而由鼻腔返流。体征为口臭、流涎、吸入性肺炎、营养不良和脱水等。脑卒中患者主要为口腔期和咽期障碍。

（一）康复目标

改善摄食吞咽的功能，早日拔除胃管，同时有利于其他障碍的康复，减少和防止并发症，增强患者的康复信心。

（二）康复护理的内容

1. 饮食护理

饮食的首要条件是易于在口腔内移动和吞咽，不易误咽；食物柔软，密度及形状均匀，有适当黏度，表面光滑，不易松散，通过口腔和咽部时容易变形，不易黏在黏膜上，颜色鲜，香味浓，味道美，利于食用及消化。液状食物易于在口腔移动，但易出现误咽；固态食物易加重口腔期障碍，但易于刺激反射，误咽少；既较容易在口腔内移动又不易出现误咽的食物是胶冻样食物,如果冻、蛋羹和匀质的糊状食物。

2. 摄取体位

躯干后倾30°轻度颈屈曲位进食位好。但在实践操作中应因人而异,予以调整。偏瘫患者,健侧卧位,颈部稍前屈易引起咽反射,可减少误咽。另外,颈部向患侧旋转90°可减少梨状隐窝残留食物。

3. 餐具选择

选择匙面小,难以黏上食物的汤匙。患者能够自己进食的话,选用勺柄粗,柄长都适宜的勺子。用吸管有困难时,可用挤压柔软容器,挤出其中食物。用普通杯子因颈部伸展过多,有导致误咽的危险,可用杯口小不接触鼻部的杯子等。

4. 入口量

摄食量从少到多,摄食过多会引起误咽,过少会使食物在感觉运动有障碍的患者口中操作困难,使吞咽反射无法发生。故应从少量(约3～4 ml)开始,然后酌情加至1汤匙大小为宜。每次进食后,嘱患者反复吞咽数次,以使食物全部咽下。

5. 定速

护理人员指导患者调整进食速度,使患者进行合适的摄食、咀嚼、吞咽。

6. 吞咽的意识化

护理人员要引导患者有意识地进行过去习惯的摄食、咀嚼、吞咽等一系列动作,防止噎呛和误咽,这种方法称为吞咽的意识化。

7. 摄食阶段性推进法注意事项

注意发热、呼吸状态、痰量等,配合功能恢复的程度,逐步改变经口摄取食物的次数,饮食内容,摄食体位等摄食构成要素。阶段性提高的标准首先是在适当时间内无噎呛,安全准确地摄取所提供的食物(30 min内摄入70%)。在此基础上,逐渐增加食物的提供次数、一次进食量,进而改变食物形态,以此达到阶段性推进。

8. 咽部残留食块去除法

可采用空吞咽,反复吞咽,交替吞咽(固体和流食交替),点头式吞咽,侧方吞咽等。

9. 声门上吞咽

包括让患者充分吸气、憋住,进行咽下运动,其后呼气,最后咳嗽等一连串训练。适用于吞咽过程中引起误咽,即喉头上抬期误咽的病例,它是随意地保护气道的方法。

10. 替代进食

常用鼻胃管进食,是昏迷患者和球麻痹患者的首选方法。昏迷患者最初1～

2 d 内禁食,待病情稳定后鼻饲。严重的吞咽困难需要终身鼻饲。但大多数患者脑卒中或脑损伤的初期需要鼻饲,随着病情缓解,吞咽困难会有改善,可试着从口腔喂少许水,观察 2~3 日,若患者无明显饮水呛咳或能吞食糊状食物时则应拔去胃管,进行间接训练,以改善吞咽障碍。

(三)间接训练法

主要是针对功能障碍训练

1. 口腔周围肌肉的运动训练

(1)下颌运动:固定下颌被动地做上下运动,逐步自己张闭下颌,并左右前后反复地运动,然后进行抗阻运动,保持张口中间位,用筷子等放在上下牙中间训练或咀嚼口香糖之类的运动。

(2)口唇运动:用被动、自动、抗阻运动、口唇突起、圆形、牵拉、张口、闭口等口型练习。

(3)面部运动:双腮鼓起、瘪下。左右歪斜自动抗阻运动,注意双唇紧闭,双腮鼓起时两唇紧闭后放松吐气。

(4)舌部运动:舌头进行前突、后伸、上卷、下降、左右等被动、自动抗阻运动。护理人员将手指用纱布包好轻轻进行牵拉或者用舌板抵压,使患者意识到在利用口腔的感觉。

2. 颈部放松

脑卒中患者头部和躯干的过度紧张会妨碍舌部及口腔周围肌肉的运动,应降低舌咽控制能力以及咳出误咽物的能力。其方法是前后左右放松颈部,颈部左右旋转运动和耸肩、沉肩运动,并重复此运动。

3. 寒冷刺激法

(1)舌咽反射减弱或消失时:用耳鼻喉科的间接喉镜浸在冷水中 10 s,或用冰过的棉棒,轻轻地压在软腭弓上,咽后壁和舌后部的刺激部位,大范围、长时间地触碰刺激部位,并缓慢移动棉棒前端。左右同部位交替,最好在上、下午各进行 20~30 次。可很好地刺激咽反射所必需的咽部压力感受器,提高软腭和咽部的敏感性,使吞咽反射容易发生。还可以让患者咽下小冰块,以使咽反射变快。

(2)咽胃管:让患者每日 2~3 次从口腔咽下胃管也可取得较好效果。

(3)流涎对策:颈部唾液腺的冷按摩以每日 3 次,1 次 10 min 的频率施行于麻痹一侧。

4. 构音训练

吞咽障碍和构音障碍的程度并不一定等同,但往往并存。通过构音训练可以改善吞咽有关器官的功能。

5. 呼吸训练

(1) 腹式呼吸:卧位屈膝,治疗者两手分别置于患者的上腹部和胸部,让患者以鼻吸气,用口呼气,呼气结束时上腹部的手稍加压于上方膈部的方向,患者以此状态吸气。患者独立练习时可在腹部放上 1~2 kg 的沙袋,体会吸气时腹部膨胀,呼气时腹部凹陷的感觉。

(2) 缩唇呼吸:在呼气时将嘴唇缩紧,增加呼气时的阻力,这种阻力可以向内传递到支气管,使支气管内保留一定压力,保持支气管及小支气管的畅通。

6. 用力法

患者双手压在桌子上或墙壁上,大声喊或发"啊"声或两手在胸前交叉用力推压,边用力做抬起座椅的动作边发声。这时随意闭合声带,可有效防止误咽。

7. 咳嗽训练

吞咽障碍患者由于肌力和体力下降,声带麻痹,咳嗽会变得无力。咳嗽训练有强化咳嗽、促进喉部闭锁的效果。起到咳出误咽食物的作用。

8. 门德尔松手法

对于喉部可以上抬的患者,让其空吞咽并保持上抬位置。吞咽时让患者以舌部顶住硬腭、屏住呼吸,以此位置保持数秒。同时让患者示指置于甲状软骨上方,中指置于环状软骨上,感觉喉部上抬。

9. 吞咽模式训练

(1) 从鼻腔深吸一口气,然后完全屏住呼吸。

(2) 空吞咽,2~3 次为极限,可在确认口腔内卫生后用一定量的水进行。

(3) 吞咽后立即咳嗽。此方法可防止误咽。

10. 刺激吞咽反射的方法

用于口中含有食物却不能产生吞咽运动的患者。护理人员用手指上下摩擦患者甲状软骨至下颌下方的皮肤,可引起下颌的上下运动和舌部的前后运动,继而引发吞咽。

(四) 直接训练法

当患者处于清醒的意识状态,并且全身状态稳定,能产生吞咽反射,少量误咽能通过随意咳嗽咳出时可进行直接训练。

(随州职业技术学院　肖娟)

习 题

一、案例分析

【病例一】 赵某,男,35岁,因长期伏案工作,颈部酸痛已多年,近日出现左上肢触电感,逐渐加重。

问:(1) 此患何病,属于哪一型;

(2) 此病如何进行康复教育。

【病例二】 2008年6月21日上午,男,68岁,于2008年4月26日颅脑受严重外伤后,入省内某三甲医院手术治疗,昏迷约15日,清醒后,出现左侧偏瘫,现已出院10日,今日听朋友介绍来诊。

现症见:神志轻,精神好,语言清晰,思维敏捷。左侧偏瘫,上下肢肌力0级,上肢肌张力高,右侧头颞顶部颅骨缺如,面积为4 cm×7 cm,成方形。

采用穴位注射常规治疗,嘱患者家属3人辅助锻炼站立、行走能力。

问:(1) 提出主要护理诊断;

(2) 给出主要的护理方法。

【病例三】 梁某,同村五保户,男,50多岁。左侧肢体偏瘫多于80日,左侧肢体活动不能。2个多月前(10月28日)下午乘车天冷风大,10月30日晨起洗脸即感左下肢无力,后渐波及至上肢,手指不得屈伸,自觉下肢肌肉僵硬,脚趾微有麻感。左侧面部紧胀,左侧股骨疼痛。

现症:上述症状一直持续至今,恶风寒,无汗,口不渴,不欲饮,无恶心,呕吐,小腹受凉则感冷痛;小便正常,大便1星期1次,稍干;伸舌偏左,舌红苔薄,边微有齿印。脉左寸不足,左关迟细弦紧,右关迟浮紧,右寸沉紧。

问:(1) 提出主要护理诊断;

(2) 给出主要的护理方法。

二、选择题

1. 阻塞性肺部疾病康复训练中重建生理性呼吸模式,训练要领正确的是 (　　)

   A. 吸鼓呼瘪,细吸深呼

   B. 吸鼓呼瘪,细呼深吸

   C. 吸鼓呼瘪,细吸深呼,思想集中,肩背放松,呼时经口,吸时经鼻

   D. 吸瘪呼鼓,细呼深吸

   E. 以上都不是

2. 电疗法中作用深入组织程度最大的治疗指的是 (　　)

   A. 低频电疗法　　　　　　　　B. 中频电疗法

C. 高低频电疗法　　　　　　D. 直流电疗法
3. 以下不属于中频电疗法的是　　　　　　　　　　　　　　（　）
   A. 感应电疗法　　　　　　B. 正弦调制中频电疗法
   C. 干扰电疗法　　　　　　D. 音频电疗法
4. 以下不属于低频电疗法的是　　　　　　　　　　　　　　（　）
   A. 功能性电刺激疗法　　　B. 经皮神经电刺激疗法
   C. 神经肌肉电刺激　　　　D. 干扰电疗法
5. 高、中、低频电疗法中对神经肌肉作用最强的是　　　　（　）
   A. 低频电疗法　　　　　　B. 中频电疗法
   C. 高低频电疗法　　　　　D. 直流电疗法
6. 以下物理因子不包括　　　　　　　　　　　　　　　　　（　）
   A. 光　　　　　　　　　　B. 热
   C. 气候　　　　　　　　　D. 风
7. 以下属于物理因子疗法适应证有　　　　　　　　　　　（　）
   A. 性功能障碍　　　　　　B. 出血倾向
   C. 运动功能障碍　　　　　D. 炎症
8. 颈椎病的分型，哪项不正确　　　　　　　　　　　　　（　）
   A. 神经根型　　　　　　　B. 脊髓型
   C. 椎动脉型　　　　　　　D. 自主神经型
9. 下列腰椎间盘突出症的步态描述错误的是　　　　　　　（　）
   A. 行走时步态拘谨　　　　B. 躯干后仰
   C. 臀部凸向一侧　　　　　D. 减痛步态
   E. 腰部各方向活动受限
10. 腰椎间盘突出患者康复治疗方法中，错误的是　　　　（　）
    A. 长期制动　　　　　　　B. 超短波疗法
    C. 腰椎牵引　　　　　　　D. 关节松动术
    E. 运动疗法
11. 脑卒中偏瘫功能恢复的机理主要是　　　　　　　　　（　）
    A. 被动运动
    B. 按摩、针灸
    C. 自发恢复
    D. 脑的可塑性和功能重组
12. （多选）脑卒中急性期康复护理内容有　　　　　　　（　）
    A. 保持呼吸道通畅　　　　B. 定时变换体位

C. 行走训练　　　　　　D. 保持良肢位

E. 维持关节活动范围

13. (多选)颅脑损伤致偏瘫患者在康复训练中,应防范的主要危险因素有

　　(　　)

A. 心血管合并症

B. 摔倒致软组织损伤或骨折

C. 继发肺栓塞

D. 肾功能衰竭

E. 脑血管意外

14. (多选)偏瘫患肢开始出现痉挛、共同运动或痉挛加重、可随意引起共同运动,属于Brunnstrom偏瘫恢复的阶段是　　　　　　　　(　　)

A. Ⅰ　　　B. Ⅱ　　　C. Ⅲ　　　D. Ⅳ

E. Ⅴ

15. 下列哪项吞咽训练方法可以提升咽喉部　　　　　　(　　)

A. 门德尔松手法　　　　B. 声门上吞咽

C. 呼吸训练　　　　　　D. 吞咽与空吞咽交替

16. 穿脱衣服训练的护理要点中错误的是　　　　　　　(　　)

A. 穿衣服时应先穿健侧后穿患侧

B. 脱衣服时应先脱健侧后脱患侧

C. 为操作方便,将衣服上的纽扣换成尼龙搭扣

D. 裤带换成松紧带

17. 关于呼吸训练的目的以下不正确的是　　　　　　　(　　)

A. 改善心理状态　　　　B. 增强呼吸功能

C. 提高活动能力　　　　D. 提高生活自理能力

18. 吞咽训练主要对咽部进行　　　　　　　　　　　　(　　)

A. 冷刺激和空吞咽训练　B. 舌肌与咀嚼肌训练

C. 发音器官训练　　　　D. 颊肌与喉部训练

19. 吞咽障碍最常见和最大的威胁是　　　　　　　　　(　　)

A. 营养不良　　　　　　B. 感染

C. 误咽　　　　　　　　D. 低蛋白血症

三、简答题

1. 腹式呼吸和缩唇呼气怎样进行?

2. 请回答阻塞性肺部疾病的康复教育包括哪些内容?

3. 运动疗法的基本原则有哪些?

4. 试比较等张与等长收缩。
5. 物理因子疗法的临床作用？
6. 高、中、低频电疗法的比较。
7. 水中运动疗法的作用有哪些？
8. 红外线疗法的治疗作用及其注意事项有哪些？
9. 紫外线疗法的治疗作用及其注意事项有哪些？
10. 颈椎病的康复护理措施有哪些？
11. 简述腰椎间盘突出症患者健康教育的主要内容。
12. 简述腰椎间盘突出症常见的诱发因素？
13. 试述腰椎间盘突出症病人的临床表现和起床方法。
14. 如何指导吞咽障碍的患者进行摄食训练？

学习情境二

"伤"的康复护理技术

学习子情境一　骨折的康复护理技术

【引导案例】

患者，男，20岁，"车祸致颈部疼痛、活动受限 6 h"入院。入院检查：一般情况好，颈2棘突压痛明显、活动障碍。双侧上下肢感觉、运动正常。无其他严重并发症。

问：(1) 给出医学诊断；
　　(2) 拟出合理的护理措施。

【学习任务】

能力目标：学会骨折的康复护理方法和康复教育；应用助行器和矫形器；学会压疮的康复护理。

知识目标：骨折的分类、病因和主要功能障碍；常见四肢骨折康复护理措施；压疮发生的原因。

素质目标：养成康复护理人员良好的心理素质。

一、概述

骨折是指骨或骨小梁的完整性或连续性发生中断。骨折的原因很多，大多是因外伤引起，所以当骨折发生时伴有软组织、肌肉、肌腱、血管和神经的损伤，因此具有病情重、并发症多、恢复慢以及骨折愈合后造成遗留功能障碍甚至瘫痪的可能，严重的甚至危及生命。骨折的康复是骨折治疗过程的重要组成部分，早期正确的康复可促进骨折愈合，防止并减少并发症和后遗症的发生。

（一）分类

临床上通常将骨折按照如下分类：

1. 根据骨折的原因，可分为外伤性骨折和病理性骨折。
2. 根据骨折断端是否与外界相通，可分为闭合性骨折和开放性骨折。
3. 根据骨折的程度和形态，可分为完全性骨折和不完全性骨折。完全性骨折如横型骨折、斜形骨折、螺旋骨折、粉碎骨折、嵌插骨折、压缩性骨折、凹陷性骨折、骨骺分离；不完全骨折如青枝骨折、裂缝骨折。
4. 根据骨折的稳定性，可分为稳定性骨折和不稳定性骨折。

（二）愈合

骨折愈合和软组织愈合的不同在于不遗留任何纤维瘢痕，完全恢复原有骨结构和功能,是骨再生的过程。骨折愈合可分为血肿炎症机化期、原始骨痂形成期和骨板形成塑形期三个阶段。骨折愈合过程受许多因素影响,如年龄、损伤程度等,最重要的就是康复治疗和护理的方法。骨折后制动较久可引起肌力减低、肌肉萎缩、关节黏连僵硬等情况,影响康复,甚至造成残疾。因此,康复治疗与护理在整个骨折的愈合过程中尤为重要。

二、主要功能障碍及评定

（一）主要功能障碍

骨折的临床表现因其外伤史、发生位置以及是否合并重要器官损伤而有较大差别。病情严重如多发性骨折时,可因大量出血、剧烈疼痛甚至并发重要脏器损伤而引起休克。骨折特有体征有畸形、异常活动、骨擦音及骨擦感。骨折后的主要功能障碍包括以下几个方面：

1. 疼痛与压痛

骨折发生后均有不同程度的疼痛与压痛。骨折早期的疼痛为外伤性炎症反应所致。骨折后由于肢体制动,关节活动和肌肉收缩减少,加之卧床引起的血流减慢、血液黏滞性增加、重力影响及固定物的压迫均可导致肢体血液回流障碍,而出现肢体疼痛和肿胀。

2. 局部肿胀

骨折时骨组织或周围软组织血管破裂受损,组织出血和体液渗出,使局部肿胀,有时会出现瘀斑。

3. 畸形

由于骨折断端移位较大,可导致受伤肢体外形改变即畸形,表现为短缩、成角、弯曲等畸形。

4. 活动受限

骨折后由于肢体支架结构发生断裂,关节内和周围组织血肿、渗出液和纤维蛋白沉积吸收不完全,均可导致关节的活动受限,尤其在康复治疗时,若长时间不恰当的固定,更容易发生关节黏连甚至僵硬,造成肢体功能障碍,如缺血性肌挛缩。严重者可形成下肢深静脉血栓,严重影响肢体的活动。

5. 肌肉萎缩

因骨折而产生的肢体失用,导致肌肉萎缩。在制动早期,肌肉内某些酶的活性迅速降低致使肌萎缩进展明显,而后酶的活性回升并达到稳定时,肌萎缩开始减慢。因此,预防肌萎缩应尽早开始,通过早期积极的肌力康复训练可以得到改善,但若长期严重的肌萎缩则很难纠正,最后肌肉可完全丧失收缩能力。

6. 肢体负重下降

下肢的制动可影响下肢正常的负重功能负荷减少,同时因骨无机盐的流失,造成骨质疏松,降低了骨强度,常易导致再次骨折的发生。

(二) 主要功能障碍评定

1. 骨折评定

(1) 骨折对位对线情况,骨痂形成情况,愈合情况、有无假关节、畸形愈合,有无感染、血管神经损伤、骨化性肌炎;

(2) 关节活动度,了解骨折后有无活动受限或关节僵直等表现;

(3) 肌力,主要采用徒手肌力评估法来了解骨折后非固定关节的肌力;

(4) 肢体长度和周径测量,采用无伸缩带尺,以骨性标志为定点测量肢体长度。帮助判断肢体长度改变程度,以及受伤肢体水肿和肌肉萎缩的程度;

(5) 感觉功能。

(6) ADL能力,对于上肢骨折患者重点评定其生活自理能力情况,如穿衣、洗漱、进餐、写字等。

2. 全身和局部状况评定

(1) 了解患者的身心状况、临床治疗状况等,如骨折早期有无休克、呼吸衰竭等情况或其他重要器官损伤的表现,骨折晚期有无坠积性肺炎、血栓形成、压疮等并发症;

(2) 判断局部疼痛的部位、性质等,并注意血液循环的情况;

(3) 观察局部皮肤的颜色、有无水肿及程度和固定的方法。

3. 骨折愈合的评定标准

骨折愈合时间因年龄、体质不同而有差异,与骨折部位也有密切关系(见表2.1.1)。

表2.1.1 成人四肢骨折正常临床愈合时间表

上 肢	时间(月)	下 肢	时间(月)
锁骨骨折	1～1.5	股骨颈骨折	3～6
肱骨外科颈骨折	1～1.5	股骨粗隆间骨折	2～2.5
肱骨干骨折	1～2	股骨干骨折	2～3
肱骨髁上骨折	1～1.5	胫腓骨骨折	2～2.5
尺、桡骨干骨折	1.5～2	踝部骨折	1～1.5
桡骨下端骨折	1～1.5	跖骨骨折	1～1.5
掌指骨骨折	0.5～1		

(1) 临床愈合标准:①骨折断端局部无压痛;②局部无纵向叩击痛;③骨折断端无异常活动(主动或被动);④X线片显示骨折线模糊,有连续性骨痂通过骨折断端骨折线;⑤外固定解除后,肢体能达到以下要求者,上肢:向前伸手持重1 kg达

1 min 者；下肢：不扶拐在平地连续行走 3 min，并不少于 30 步；⑥连续观察 2 周，骨折断端不发生畸形。

（2）骨性愈合标准：①具备上述临床愈合的所有条件；②X 线片显示骨痂通过骨折线，骨折线消失或接近消失。

三、康复护理措施

复位、固定和功能锻炼是现代医学骨折治疗的三个主要环节，而康复护理主要在固定和功能锻炼环节中发挥着重要作用。骨折后康复护理的目的是确保固定的坚实可靠，尽早进行康复训练，预防并发症或继发性残障。但康复训练在骨折愈合的不同阶段有不同的重点。

（一）一般护理

1. 注意病情的观察

（1）早期观察要点：骨折早期，尤其是合并有严重创伤时，详细了解患者的受伤原因、经过、治疗情况及目前状态。重点观察患者的全身状况和骨折部位的情况，包括：①生命体征、疼痛程度和患者的精神状态；②伤肢的肿胀情况；③肢体的姿势与位置是否利于骨折的稳定和愈合；④固定器是否安放正确和稳妥。

（2）中、晚期观察要点：①肢体的疼痛和肿胀是否依然存在；②肌肉萎缩情况；③固定部位相邻关节的活动范围；④日常生活活动能力的改变等；⑤有无压疮、下肢深静脉血栓形成、坠积性肺炎、感染、骨化性肌炎、关节僵硬、缺血性骨坏死及创伤性关节炎等并发症。

2. 减轻病人痛苦，确保固定有效

采取各种措施减轻病人痛苦，确保骨折固定效果。可使用矫形器，其作用于人体四肢或躯干，通过对异常活动关节的限制和固定，以保护肢体，稳定关节，预防和矫正肢体畸形，减轻疼痛，改善承重功能，恢复运动能力。目的是通过人为外力作用，以替代缺失的肌肉，弥补肌力不足，保护疼痛的部位，术前或术后的固定等。矫形器作用有效可靠，坚固耐用，使用安全，调整容易，易于患者接受。矫形器的使用过程中应注意：

（1）帮助患者正确使用矫形器：矫形器有的需要在训练中佩戴使用，有的需要使用一定时间后暂时脱去进行功能训练，康复护理人员要协助指导患者正确有效地使用矫形器，如穿脱时间，正确的训练方法，利用矫形器完成日常生活活动等。

（2）预防压疮：穿戴矫形器易造成局部组织受压而出现压疮，康复护理人员要随时观察患者穿戴过程中局部皮肤是否有发红、水泡、破损，询问患者是否有压痛不适感，根据情况有针对性地采取有效措施，如增加软垫于骨突出部缓解受压，若局部受压严重的，要及时请矫形师检查、改进矫形器，或作适当的调整。

（3）矫形器的维护和保养：矫形器的制作材料不同，其使用年限各不相同。为了能保证矫形器最大限度地延长使用寿命,并发挥正常功能,要对矫形器进行定期的维护与保养,经常的清洗,保持干燥;检查各螺丝、接口的地方是否牢固;对低温材料制作的矫形器存放时要远离热源。一旦发现问题要及时请矫形师解决。

3. 保持正确的体位和肢体姿势

正确的体位和姿势有利于患者放松全身肌肉,减轻骨折部位的异常应力刺激,防止骨折移位,还有利于肢体血液循环,减轻肿胀和疼痛。

4. 帮助患者完成 ADL 训练,提高自我护理能力

指导患者及早利用残存的功能进行日常生活能力的训练,帮助患者选择合适的辅助器具和支具,让患者尽早达到生活自理,重返工作岗位。骨折治疗阶段注意帮助患者提高自我照顾、自我护理能力,有利于提高患者对未来的信心。

5. 防治并发症

要有效防治全身及局部并发症。压疮是老年骨折病人长期卧床的最常见的并发症。其发生的原因是由于局部性组织长期受压,血液循环障碍发生持续缺血、缺氧、营养不良而导致组织损伤、溃烂坏死。压疮发生的原因有局部组织持续受压、理化因素刺激、机体营养不良等。

任何部位在长时间或反复受压的情况下,均可发生压疮。皮肤受压的情况取决于承重体位,最重要的部位经常受压的躯干及肢体骨突出部位。如枕骨粗隆、耳廓、肩胛部、肘部、脊椎隆突处、髋部、骶尾部、肘关节的内外侧、内外踝、足跟部的等。

6. X 线摄片检查

检查时注意"四两":①正斜两位片;②范围包括近远侧两节关节;③初诊复诊两次摄片;④儿童两侧对比摄片观察。

7. 加强营养指导

绝大部分骨折病人往往食欲下降,老年患者、体质较弱或心理承受能力差的人明显,护理时应予以指导,注重营养,积极补钙,同时还要补充维生素 D,以协助吸收。骨折后病人宜摄入含微量元素较多的食物,如动物肝脏、鸡蛋、海产品、豆类、蘑菇等,以及适当多吃一些西红柿、青菜、卷心菜、萝卜等维生素 C 含量丰富的蔬菜和水果,以促进骨痂生长和伤口愈合。

(二)心理康复护理

心理康复是综合康复的重要组成部分,恢复健康是身心的完全康复,康复护理工作中不可忽略患者心理状态变化,重视心理状态调整,进行积极科学的康复训练,充分发挥患者的主观能动性,不仅有利于患者身体康复,也有利于疗效的提高。针对患者常见的身心痛苦乃至绝望的心态给予相应心理辅导,协助其在患病的各个阶段达到理想的心理、身体和社会功能状态,从而达到全面康复。身体的伤残可

导致患者人格变化,这种变化如果不加以引导,可能会伴随其以后的人生历程,可能导致生活危机和其他危机,及时有效的心理康复干预能使患者直面现实和未来。

(三)康复锻炼指导

良好的功能康复锻炼能加强骨折固定,促进骨折局部血液循环,增强组织修复能力,防止组织黏连及关节囊挛缩,使骨折较快愈合,恢复功能,减少并发症。根据骨折愈合的过程,可分为早期、中期和后期三个阶段,每种骨折都要根据骨折部位、程度、患者年龄以及复位、固定方式、愈合过程和征象来估计其愈合时间,做出科学的判断。骨折后的康复功能训练一般可分为以下三期(见表2.1.2)。

表2.1.2 骨折后分期康复锻炼表

分 期	特 点	功能锻炼的重点
早期(伤后2周内)	局部损伤反应明显(肿胀、疼痛等)	肌肉主动的、充分的舒缩运动,非制动关节的训练
中期(伤后3~8周)	损伤反应消退	受损关节不负重的主动活动训练,逐渐增加活动范围,早期应用CPM机辅助进行
后期(伤后8~12周)	骨性骨痂形成达临床愈合	全面的肌肉和关节活动锻炼,恢复关节范围,增强肌力训练、作业疗法

1. 骨折早期

伤后1~2周内,患肢局部肿胀、疼痛、被外固定限制,骨折部未愈合,活动剧烈容易发生再移位,持续性肿胀是骨折后致残的最主要原因。因此,骨折早期康复治疗的目标为消除肿胀,缓解疼痛。

(1)主动活动:伤肢近端和远端未被固定关节的各个轴位上的主动活动,有助于静脉和淋巴回流,是消除水肿最有效的方法。必要时给予助力,上肢注重肩关节外展、外旋和掌指关节屈伸运动,下肢注重踝关节背屈运动,老年人更要注意防止关节黏连和僵硬。

此期对健侧肢体和躯干,应尽可能维持其正常活动。骨折固定部位的肌肉,以等长收缩训练为主,在关节不动的前提下,进行有节奏的等长收缩练习(即静力收缩与放松),以防止肌肉萎缩,并可使骨折端受挤压而有利于骨折愈合,如前臂骨折时做握拳和手指伸屈活动;股骨骨折后膝关节被固定后可进行股四头肌的等长收缩练习。

(2)不负重运动:累及关节面骨折常遗留严重的关节功能障碍,为减轻障碍程度,在固定2~3周且病情允许的情况下,可每日短时取下外固定装置,在保护下进行受损关节不负重的主动运动,并逐步增加关节活动范围,运动后再予以固定。固定时无特殊需要,关节应置于功能位。不负重运动有利于关节软骨生化修复和关节面的较好塑形,并减少关节内黏连的发生。

(3) 被动活动和呼吸练习:可采用持续被动功能运动(continuous passive motion,CPM),应用器械对患者进行持续的、有限度、有节律的关节被动活动。主要用于膝关节术后,将患肢置于 CPM 器械架上,在麻醉作用尚未消失之前即开始进行关节的被动活动。此时关节肌肉放松,疼痛不明显,活动有节律,徐缓而且持续,甚至在睡眠中也可进行,可避免关节内的黏连,保持关节的活动范围。对于必须卧床的患者,尤其是年老体弱者,应每日做床上呼吸训练、关节被动活动或保健操,以防止关节挛缩,改善全身状况,预防压疮、呼吸系统疾患等并发症。

(4) 患肢抬高:有助于肿胀的消退,肢体的远端要高于近端,而近端要高于心脏平面。

(5) 物理疗法:可改善肢体血液循环,消炎消肿,减轻疼痛,减少黏连,防止肌肉萎缩及促进骨折愈合。常用方法有光疗法、直流电离子导入疗法、透热疗法、超声波、温热疗法等。

2. 骨折中期

骨折 3~8 周,通常疼痛消失,肿胀消退,骨痂形成,骨折愈合趋于稳定,此期康复目标主要是消除残存肿胀、软化和牵伸挛缩的纤维组织,增加关节活动范围和肌力。进行康复功能训练可促进骨痂的形成,增加肌力和关节活动范围,提高肢体活动能力。因此,除继续进行肌肉收缩训练外,可在医护人员或健肢的帮助下,逐渐恢复骨折部位关节的活动,并逐渐由被动活动转化为主动活动,在病情允许下,应尽早起床,进行全身活动。此期训练的重点应放在维持和扩大关节活动范围和力量训练,逐渐增加主动的关节屈伸活动,以促进关节软骨生化修复,使关节面有较好的塑形,防止肌肉萎缩,避免关节僵硬。训练量和训练时间应有所增加,训练量应控制在每日 2 次,每次 15~20 min 为宜,并可配合器械或支架做辅助训练。

拐杖是下肢功能障碍者在康复运动中的一种补偿措施,它可以支撑体重,保持身体的平衡。使用拐杖逐渐开始下床活动,争取早期离床。拐杖使用的注意事项有:

(1) 手杖高度的确定:患者穿鞋或佩戴下肢矫形器,肘关节屈曲 150°,腕关节背伸,小趾前外侧 15 cm 至腕背伸时手掌面的距离,即手柄与股骨大转子持平为手杖高度。

(2) 腋拐高度的确定:用身高减去 41 cm 即为拐杖的长度,站立时股骨大转子的高度即为把手的高度。或者,患者仰卧,上肢放松于体侧,脚穿常用鞋或佩带下肢矫形器,腋拐轻贴腋窝,伸至腋窝至小趾前外侧 15 cm 处即为拐杖适合的长度,肘关节屈曲 150°,腕关节背伸,手掌所能触及之处即为拐杖高度。

(3) 安全使用:拐杖使用时腋窝或上肢、手掌因支撑身体,使局部摩擦、挤压增大,康复护理人员要密切观察以防腋窝处长期的压迫而损伤腋神经;使用单拐时,尽量置于健侧,以促进患侧负重训练;使用双拐时,两拐与健足呈三角形三点着地。地面要清洁、干燥、无障碍物,地面防滑,以保证患者安全。检查患者拐杖末端是否完好,以防橡皮装置损害,使拐杖摩擦力下降出现打滑。

(4) 预防压疮:长期使用拐杖腋窝、肘部、腕部等处是压疮好发的部位,康复护理人员要注意预防。

3. 骨折后期

此期已达骨折临床愈合,外固定多已去除,骨骼可有一定的支撑力,但邻近关节的活动度和肌力可下降,肌肉的协调性和灵巧性欠佳,故此期可增加各关节的主动活动,训练肌肉的协调性和灵巧性,最大限度恢复关节活动范围、肌肉强度、动作精确度等,使肢体功能恢复。可以逐渐进行负重、双手对抗推力拉力练习等。由于骨折从临床愈合到骨性愈合需经历相当长的时间,因此,功能锻炼的强度和时间也应循序渐进。

(1) 恢复关节活动度的训练:受累关节进行各运动轴方向主动运动,轻柔牵伸挛缩、黏连的组织,逐渐推进。①对于刚刚去除外固定的患者可先采用助动运动,随着关节活动范围的增加而相应减少助力。②对组织有严重挛缩黏连者,可采用被动运动,但需注意被动运动的方向和范围需符合解剖和生理要求,动作应平和、有节奏,以不引起明显疼痛及肌肉痉挛为宜。③对于僵硬的关节,可配合热疗进行手法松动将受累关节的近端固定,远端按正常的关节活动方向加以适当力量进行牵引。④对于中度或重度关节挛缩者,可在运动与牵引的间隙,配合使用夹板,以减少纤维组织的挛缩。随着关节活动范围的逐渐增加,夹板的形状和角度再作相应调整。

(2) 恢复肌力的训练:逐渐增加肌肉训练强度,引起肌肉的适度疲劳。肌力 0~1 级,可采用水疗、按摩、低频脉冲电刺激、被动运动、助力运动等;肌力 2~3 级,以主动运动为主,亦可进行助力运动、摆动运动和水中运动。做助力运动时,助力应小,防止用被动运动来代替助力运动;肌力 4 级,可选择抗阻运动,以争取肌力的最大恢复。关节损伤者,关节活动应以等长收缩练习为主,以免加重关节损伤反应。若下肢骨折,可在平行杠或步行车中或腋杖支持下做部分负重的站立练习,逐步过渡到充分负重的站立练习。

(3) 恢复 ADL 及工作能力的训练:当患者关节活动度和肌力有所恢复时,应尽早开始作业治疗和职前训练,改善动作技能技巧,增强体能,以促进日常生活活动和工作能力的恢复。

(4) 物理治疗:局部紫外线照射可促进钙质沉积和镇痛,红外线、蜡疗可促进血液循环和软化纤维瘢痕组织,超声波疗法可软化瘢痕、松解黏连,局部按摩对促进血液循环、松解黏连有较好作用。

(四)常见四肢骨折的康复护理

1. 上肢骨折

(1)锁骨骨折:多由间接暴力所致,以锁骨中段骨折最常见。成人无移位或儿童青枝骨折用三角巾或颈腕吊带悬吊患肢3周;有移位的骨折需局部麻醉后手法复位,再用"8"字绷带或双圈法固定3~4周;粉碎性骨折或合并血管神经损伤者,应手术探查修复受损的血管神经,骨折断端内固定。

(2)肱骨外科颈骨折:肱骨外科颈位于解剖颈下2~3 cm处,相当于大小结节下缘与肱骨干的交界处,此处骨干稍细,松质骨与密质骨相邻,易发生骨折。多见于老年人,临床上分为外展型和内收型两类:前者多属稳定性,三角巾悬吊固定4周,早期做握拳及肘和腕关节的屈伸练习,限制肩关节外展活动;后者治疗较为复杂,复位后以三角巾制动4~6周,限制肩关节内收活动,预防肩周炎及肩关节僵硬发生。

(3)肱骨干骨折:肱骨干是指肱骨外科颈下1 cm至肱骨髁上2 cm之间的部分。其骨折易伤及桡神经。根据患者的具体情况选择手法和整复夹板外固定法(成人固定6~8周,儿童4~6周)、悬垂石膏整复固定法、手术、钢针内固定或植骨内固定法。定时复查X线片,观察骨折断端是否有分离现象,及时给予纠正。骨折处理后早期即应做伸指、握拳和耸肩活动,预防发生肩、肘关节僵硬,尤其对老年患者。

(4)肱骨髁上骨折:易发生于儿童,预后较好,常合并血管神经损伤及肘内翻畸形。伸直型骨折复位后,石膏托固定患肢90°肘屈曲功能位4~6周,屈曲型骨折则固定于肘关节伸直位。外固定解除后做肘关节屈伸练习,伸直型骨折主要练习屈肘位的肌肉等张收缩,屈曲型骨折主要练习伸肘位肌肉等张收缩。外固定去除后开始恢复肘关节屈伸及前臂旋转的主动练习,但禁忌被动强力屈伸肘关节引起骨化性肌炎。

(5)桡骨远端骨折:是指桡骨下段2~3 cm范围内的骨折,中老年人多见,儿童多为桡骨远端骨骺分离。康复要点:①复位固定后早期,用力握拳、充分伸展五指,前臂肌肉的主动舒缩,肩关节的前屈、后伸、内收、外展、内旋、外旋及环转运动,肘关节屈伸运动。②2周后,进行腕关节背伸、桡侧偏斜活动及前臂旋转活动。③3~4周后,外固定解除,充分练习腕关节的屈伸、旋转活动和尺侧、桡侧偏斜活动,利用健手帮助患侧腕部练习是一种简便有效的方法,也可利用墙壁或桌面练习背伸和掌屈。

2. 下肢骨折

(1)股骨颈骨折:50岁以上者较常见,多为间接暴力所致,如跌倒时大粗隆或足跟着地,外力自粗隆或足部向上冲击可将股骨颈折断。尽早作下肢肌力练习如股四头肌的等长收缩和臀大肌的静力收缩运动,足趾与踝关节的主动屈伸活动及健侧肢体的功能练习。牵引去除后作髌骨的被动活动和髋、膝关节的屈伸活动。3个月后扶拐下地行走。对于有内固定者,2周后可扶拐下地或坐轮椅活动,但不宜过早负重。

(2) 股骨干骨折:伤后1~2周内,伤肢疼痛,肿胀明显,骨痂未形成。骨折固定后,可以开始进行股四头肌等长收缩、踝关节主动活动和髌骨被动活动,以促进局部血液循环,防止肌腱黏连,逐渐过渡到主动伸膝运动。骨折未达到愈合前,禁止做直腿抬高运动。

(3) 髌骨骨折:在骨折复位固定后即可鼓励患者进行踝关节和足趾的屈伸运动和股四头肌收缩训练,以免发生关节僵硬,减少股四头肌萎缩及与深层组织黏连。待外固定解除后作膝关节的主动活动,对膝关节活动不满意者,可辅以膝关节的被动训练、手法治疗,温热疗法可起到消肿、止痛、消炎、解痉的目的。

(4) 胫腓骨干骨折:膝关节保持伸直中立位,防止旋转。骨折固定后即开始踝关节、足趾的屈伸运动和股四头肌收缩训练,避免平卧位练习直腿抬高或屈膝位练习主动伸膝。待骨折线模糊后,可扶拐不负重行走,以后根据愈合情况逐渐进行负重练习。

(5) 踝部骨折:经整复固定后,在医生的指导下适当活动足趾并进行足背伸运动。固定第2周起加大小腿关节主动活动范围,但禁止做旋转及内外翻运动,第3周后可扶双拐负重活动,第4~5周后解除固定,改为扶单拐,逐渐增加负重量。骨折临床愈合后进行患肢负重下的各种功能活动,还可辅以手法治疗、温热疗法。

四、康复教育

1. 心理状态调整教育

骨折多属于急性创伤,给患者和家属带来很大的精神创伤,加之骨折本身的疼痛,患者害怕骨折移位而不敢锻炼,或者锻炼的幅度不够。久而久之,会使骨折部位的肌肉收缩力量逐渐减小,严重者产生废用性萎缩。对这种心理应予以充分理解,积极进行心理疏导,使患者正视伤病,积极进行康复锻炼。针对患者骨折后常见的身心变化,护理人员应给予充分理解,积极进行心理疏导,使之正确对待,配合治疗;同时建立良好的医患关系,语言幽默风趣,行为稳重大方、有条不紊,达到医患心理相容,产生信任,有利于患者心理状态调整。

2. 康复训练教育

骨折后的康复训练是一个艰苦的过程,需要有康复训练专业知识,所以既要让患者明白康复训练的重要性,又要热情、认真、负责地向患者讲解康复训练方法、目的和注意事项。注意循序渐进,不可有一蹴而就的思想,否则欲速则不达。依据患者的个体情况制定康复训练计划,教会患者及家属正确的功能训练方法。

3. 专业知识教育

康复训练中遵循的原则是活动幅度应由小渐大,训练强度由弱渐强,训练次数也要由少渐多;康复训练的目的是恢复肌力和关节活动度,尽可能地恢复肢体功能。方法主要是肌力恢复训练和关节活动度训练。

4. 注意预防骨折发生

进行安全教育,老年人应注意预防骨质疏松。

【考查案例】

周某,女,32岁,外伤致左肘关节骨折,现已是伤后1年,局部已无疼痛,但关节活动范围小,仅30°。

(1) 骨关节损伤康复护理分期如何划分?各期的功能锻炼的主要形式是什么?

(2) 对此种比较僵硬的关节,应如何处理?

技能训练

技能 压疮的康复护理

压疮的康复护理应强调预防为主,康复工作者要提高对压疮的预防意识,教给患者及家属成员预防压疮的基本知识。

预防措施包括:①体位变换:在病情允许的条件下交替变换不同体位,以减少同一部位的受压时间。一般卧位2 h翻身一次,有红斑时翻身时间要明显缩短。长久坐姿的患者一般每15~30 min要做一次15 s重量转移或抬臀减压的动作。对于自己不能独立完成重量转移或抬臀减压的患者,则需要护理人员每1 h帮助进行重量转移或抬臀减压30 s的动作。开始坐位时每次不超过30 min。②做好皮肤护理:a. 注意检查和清洁皮肤:避免皮肤潮湿,也要注意防止皮肤过于干燥。常用温水擦洗患者皮肤上的粪便、尿、汗及分泌物,清洁后涂抹皮肤保护剂。每天早晚各检查一次皮肤,以确定有无肤色改变。如果出现皮肤变红或其他异常,而且30 min内不能恢复,就要高度重视,并采取措施减压,直到皮肤恢复正常。b. 保持床面的平整:护理人员要经常清洁床面,保持床面无碎屑、平整、清洁、干燥。注意保护骨突部位。可在身体空隙处垫软枕、海绵垫,或必要时使用海绵垫褥、气垫褥、水褥等,以使支持体重的面积宽而均匀,使身体的压力分布在一个较大的面积上。降低骨突出部位皮肤受到的压强。c. 局部按摩:可用50%酒精与手掌心,紧贴皮肤作压力均匀的环形按摩 3～5 min，以促进局部血液循环，增加皮肤的抵抗力。d. 补充营养：补充足够的营养、维生素及微量元素，有助于提高皮肤对缺血的耐受能力。e. 注意患者的心理护理：患者的心情压抑与压疮发生的相关性已经得到确认，要避免患者情绪对皮肤的不良影响。

护理措施包括：①评估压疮发生的原因、部位、大小及程度，制定护理计划。②压疮按轻重程度可分为 4 期，其护理措施如下：第 1 期：具有红斑，但皮肤完整；第 2 期：损害涉及皮肤表层或真皮层，表现为皮损、水泡或浅层皮肤创面；第 3 期：损害涉及皮肤全层及其与皮下脂肪交界的组织，表现为较深皮肤组织创面；第 4 期：损害广泛涉及肌肉、骨骼或支持结缔组织（肌腱、关节、关节囊等）。a. 红斑护理：对于第 1 期压疮主要缓解局部压力的方法，如增加翻身和按摩次数、变换体位、调整矫形器和轮椅上的坐姿等，以防局部继续受压；保持皮肤的干燥、清洁，及时去除潮湿等诱发因素。b. 水泡护理：水泡较小时，注意减少摩擦，防止水泡破裂感染，等待其自行吸收；水泡较大时，用无菌注射器按无菌技术要求抽吸、包扎，防止感染。压疮创面处理：局部压疮一般不使用抗菌药物，以免影响肉芽组织生长。国际上不主张在创面上使用任何药液，而是普遍使用等渗敷料。用湿至半干敷料，每 2～4 h 更换敷料 1 次，对组织损伤小，有助于表皮创面迅速播散性生长，对压疮的治疗效果最好。感染创面可以采用碘敷料或稀释次氯酸盐治疗。感染出现全身症状时，需遵医嘱给予全身性抗生素控制感染。c. 物理治疗：早期皮肤损害尚未累及肌肉者可用紫外线疗法、超短波疗法；皮肤仍完整的压疮可以使用局部按摩。创口长期不愈合者可用纤维细胞生长因子离子导入疗法进行治疗。当各期溃疡创面感染已完全控制，创口肉芽新鲜无脓性分泌物的患者可以使用红外线疗法。d. 补充营养：补充足够的营养、治疗贫血，增强机体抵抗力，有助于压疮创面的愈合。e. 其他：做好手术前后的护理。

（随州职业技术学院　何琼）

学习子情境二 关节置换术后的康复护理技术

【引导案例】

患者李××,男性,56岁;右髋关节,疼痛、右下肢肿胀明显,活动受限。X线片显示右膝内侧间室明显变窄,右膝内翻畸形。进行康复评定:患者卧床,不能坐稳,不能行走;生活自理能力差,不能自己穿脱衣物和鞋子,不能自行如厕。行人工髋关节置换术后,住院3个月,问:如何对该患者进行康复训练及护理措施?

【学习任务】

能力目标:学会对关节置换的患者进行术前及术后的评定,能够对患者进行关节活动、肌力及有氧训练,能指导患者对家庭环境改造,能对患者和家属进行康复教育和咨询。

知识目标:掌握关节置换术的主要功能障碍及并发症,熟悉关节挛缩康复护理措施;关节置换术后康复护理措施;人工关节置换术后康复评定。

素质目标:逐步培养学生的人际沟通能力,明确康复训练和康复护理的治疗过程,使学生养成良好的职业道德和行为规范,对特殊类型患者要爱心、关心和耐心,注意他们的心理康复,培养学生的管理能力、组织能力、自学能力和综合分析问题的能力。

人工关节置换术系用生物相容性或机械性能良好的材料,制成一种类似人体骨关节的假体来置换严重受损关节(见图)。目前,人工关节置换是治疗关节强直、严重的骨关节炎、外伤或肿瘤切除后形成的大块骨缺损等的有效方法。关节置换的目的在于解除关节疼痛、改善关节功能、纠正关节畸形,使关节获得长期稳定,使患者的疼痛得以缓解,生活得以改善。关节置换术后康复的目的是最

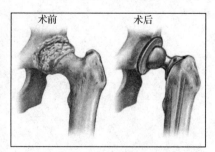

图 人工髋关节置换术前与术后

大限度地增加患者的活动及日常生活的功能,减少术后并发症,使患者回归家庭、回归社会,并重返工作岗位。近年来,随着关节外科的发展,人民生活水平的提高以及对生活质量要求的提高,关节置换术在我国呈现出迅猛发展的势头。目前,国

内关节置换术最多的是人工全髋关节置换术。

一、需要做人工关节置换的疾病

（一）骨性关节炎造成的髋关节病变是人工关节置换手术首选适应症。

（二）其他疾病还包括类风湿性关节炎、股骨头无菌性坏死、创伤性关节炎、某些髋关节骨折、良恶性肿瘤、先天性疾病、Peget 病性关节炎、强直性脊柱炎和幼年性类风湿性关节炎等。

（三）选择手术治疗的病人必须符合如下三条标准：

1. 关节破坏的 X 线改变。
2. 有中度到重度持续性疼痛。
3. 长期保守治疗得不到实质性改善。

保守治疗包括：止痛剂或非甾体类抗炎药物、理疗、助行器（拐杖）以及有意识地减少可能引起不适的体力活动。

（四）手术的最佳年龄。以往认为，患者年龄在 60~75 岁间为人工关节置换术最佳年龄组。在过去 12 年中，随着人工关节会承受更多的机械磨损和手术技术的提高，手术适应症的年龄范围已经放宽。许多高龄人，同时也有许多更年轻的病人也都被认为可以行人工关节手术。

二、主要功能障碍

（一）局部疼痛

术前患者长期患有关节疾患，如退行性骨关节病、风湿性关节炎、外伤后关节炎等，出现反复、进展及活动后加重的关节慢性疼痛，药物及其他保守治疗效果不明显。关节置换术后，手术等创伤造成患者的急性疼痛。人工膝关节手术后容易发生黏连，在进行屈伸时，除伤口疼痛外，软组织的撕裂伤可产生较剧烈的疼痛。疼痛使患者产生惧怕心理，影响其康复训练。关节置换术后，由于手术后的创伤，患者会感受较为剧烈的术后急性疼痛，但随着时间的进展，以及药物、理疗等治疗会逐渐缓解。

（二）关节严重畸形

疾病和外伤均可造成关节的严重畸形，以膝关节为例，常见的膝关节严重畸形包括屈曲畸形、过伸畸形、内外翻等，大大降低了关节的活动能力。

（三）活动能力降低

由于严重的疼痛和畸形会造成患者的日常生活活动能力的降低，如转移、行走、上下楼梯等，从而使患者丧失劳动能力。

（四）关节积液

关节活动增加关节内的渗出，应及时抽出关节内积液。

（五）关节肿胀

手术创伤可引起。

三、功能障碍评定

术前评定的目的是了解手术关节的基本情况，全身整体状况，关节周围肌力情况，为手术提供参考依据，有利于术后制订康复治疗计划。术后评定有利于了解术后功能恢复情况，并指导康复训练。

（一）人工关节置换术前康复评定

1. 术前心理准备评定

评估患者的个人爱好、性格特征、智力水平、康复的欲望、性别、年龄、教育程度、家庭成员及其社会关系、经济状况等，尤其重视患者对疾病和生活的态度。评估患者、家属及社会支持系统对本手术的了解程度及对患者的支持帮助能力等。要让患者了解自己的病情，了解手术的风险和并发症，术中、术后可能出现的情况以及应对措施、康复训练要点、注意事项和全过程，避免不必要的焦虑、紧张。

2. 健康史

患者的年龄、职业、身高、体重及一般健康状况；有无吸烟或饮酒嗜好；有无糖尿病、心脏病、高血压、皮肤病等疾患，存在上述疾患需经过系统内科治疗，病情稳定后进行手术。了解患者有无全身隐匿性感染病灶，如龋齿、中耳炎、鼻窦炎等，亦需控制后方可手术。

3. 局部情况

对于髋关节，主要评估关节的活动度、股四头肌肌力、步态、锻炼方式和活动情况，测定手术肢体的长度，髋关节的功能评分和运动评分。对于膝关节，主要对关节外形、肿胀程度、皮肤温度、关节腔积液等进行评估，对关节的功能进行评价。

（1）上、下肢肌力：采用徒手肌力评测法了解上、下肢肌肉的力量，特别是关节置换术的关节周围肌肉的评定对制订康复训练计划尤为重要。

（2）关节活动度：各关节，重点是手术关节的关节活动度，确定有无关节挛缩畸形。

（3）步态分析：确定步态类型，有无使用助行器或支具。

（4）肢体长度：测定手术肢体的长度。

4. 全身状况评定

影响术后恢复的危险因素之一是肥胖，过重的体重易对人工关节造成承压过大，产生关节松动的并发症。手术对患者体力消耗较大，过于瘦弱也不利于恢复体能，不利于术后康复训练。经验证明，中等略偏胖的体质较利于康复。糖尿病、高血压、冠心病、血液黏滞度高、血管炎、风湿病等患者要在术前控制。

5. X射线检查及如何使用助行器材等

了解手术关节有无畸形、增生、对线等影像学的改变,以作为手术参考的依据,有利于术后步行能力的恢复并防止并发症的发生。

(二) 人工关节置换术后的康复评定

1. 康复评定的日期

术后 2 日内、1 周、2 周住院期间评定,出院后一般于术后 1 个月、3 个月、6 个月复诊,后每半年复诊一次。人工关节置换术患者终身随访。

2. 术后评定内容

包括全身情况如血压、血糖、心肺肝肾及一般生命体征情况,伤口有无感染迹象、有无渗出情况,关节有无肿胀、疼痛、活动度如何,行走步态如步幅、步频、步宽等。根据评定结果制订下一阶段的康复计划。

(1) 心肺功能评定:对住院患者要评测其心、肺功能,除观察心率、血压、呼吸等生命体征外,还要了解心脏和呼吸功能在卧床和活动时的状况。

(2) 伤口情况:观察局部皮肤有无红、肿、热等感染体征;伤口愈合情况,有无渗出等。

(3) 关节水肿:由于手术反应,局部关节会出现肿胀,但需区分是关节内的积液或是关节周围软组织造成的水肿。浮髌试验可判断关节内有无积液及程度,关节周围组织的围径可作为判断软组织肿胀的客观指标。

(4) 关节疼痛:术后 2 日内,患者主要感觉术后伤口的疼痛,随着功能性活动训练的增加出现活动后疼痛,疼痛的程度可采用目测类比法。

(5) 关节活动状况:应用量角器评测手术关节被动和主动活动度,以了解造成关节活动障碍的原因,如疼痛、软组织挛缩等,指导康复训练。

(6) 上下肢肌力:徒手肌力评测了解肌肉力量,并评估肌肉力量是否影响手术关节稳定性的情况。

(7) 活动及转移能力:在患者术后的不同阶段,评估患者床上活动及转移能力,坐位能力包括床边及坐椅的能力,站立、行走、上下楼梯、走斜坡等活动功能。

(8) 分析步态:评测患者的一般步态,如步幅、步频、步宽,以及行走时站立相和摆动相步态,并分析产生原因。

3. 门诊复诊评定

内容包括 X 线摄片、功能评定和骨密度检查。其中功能评定包括髋、膝关节活动度、关节稳定性、疼痛等,远期随访要注意有无移位、溶骨、松动发生。

4. 功能性活动能力

目前,国内对髋关节的功能评分常采用 Harris 髋关节功能评分表(见表)。其主要评估髋关节活动度、股四头肌肌力、步态、锻炼的方式、活动的情况等,满分为

100分,90～100分为优,80～89分为良,70～79分为中,70分以下为差。

表　Harris髋关节功能评分表

分类项目		分　级
Ⅰ.疼痛		无疼痛44分;轻微40分;轻度 偶服止痛药30分;中度 常服止痛药20分;重度 活动受限10分;不能活动0分
Ⅱ.功能	1.步态	(1)跛行:无跛行11分;轻度8分;中度5分;重度0分;不能行走0分 (2)行走时辅助11分;长距离用1个手杖7分;全部时间用1个拐杖5分;拐杖4分;2个手杖2分;2个拐杖0分;不能行走0分 (3)行走距离:行走不受限11分;行走1 km以上8分;行走500 m左右5分;室内活动2分;卧床或坐椅0分
	2.功能活动	(1)上楼梯:正常4分;需要扶楼梯栏杆2分;勉强上楼1分;不能上楼0分 (2)穿袜子、系鞋带:容易4分;困难2分;不能0分 (3)坐椅子:任何角度坐椅子1 h以上5分;高椅子坐$\frac{1}{2}$ h以上3分;坐椅子不能超过$\frac{1}{2}$ h 0分;上公交车1分;不能上公交车0分
Ⅲ.畸形		具备下述四条4分:①固定内收畸形<10°;②固定内旋畸形<10°;③肢体短缩<3.2°;④固定屈曲畸形<30°
Ⅳ.活动度		210°～300° 5分;160°～209° 4分;100°～159° 3分;60°～99° 2分;30°～59° 1分;0°～29° 0分

四、康复护理措施

(一)术前康复护理

1.健康指导

采用书面、录像和床边示范等形式,让患者了解手术的目的、方式、术前注意事项,手术常见并发症及康复训练的目的和重要性。劝告患者戒烟、戒酒,停用对手术产生影响的药物。行TKA患者,应劝其适当减肥。通过术前谈话消除或降低患者的紧张、恐惧情绪。

2.康复锻炼

教会患者深呼吸及有效咳嗽,预防卧床引起的肺部感染,练习床上大小便,防止因体位不习惯而致尿潴留及便秘;增加患肢及其他肢体的肌力训练和关节活动度的训练;指导患者逐步适应术后应放置的体位,掌握术后应用的训练方法,如床上及转移活动、各关节的主动活动和助力活动等;指导患者学会使用必要的辅助器具,如助行器、拐杖、手杖等,可相对缩短术后康复训练时间。

3. 抗生素应用

预防性应用抗生素在关节置换手术中具有重要意义。

(二) 术后康复护理

术后早期功能锻炼的目的在于促进患者恢复体力,增强肌力,增大关节活动度,恢复日常生活活动的协调性等。以下介绍THA后的康复。

1. 疼痛的处理

由于手术创伤大,剥离范围广,术后短时间内即出现切口疼痛,且疼痛持续时间较长,可持续72 h甚至更长时间。由于疼痛的不断刺激,患者感焦虑不安,直接影响治疗、饮食、睡眠和心理状态等,甚至减少或拒绝锻炼,由此影响全身各系统脏器的生理功能及人工关节功能的恢复。临床上常采用静脉或口服止痛药镇痛。经皮神经电刺激可作为药物的辅助止痛方法,频率为100 Hz,双通路四电极分别置于手术伤口两侧,治疗时间为30～60 min,强度为感觉阈的两倍,频率为1～2次/日,7～10日为一个疗程。

2. 康复锻炼

(1) 术后当天:①保持患肢外展中立位,术侧肢体外下方垫入适当厚度的软枕,使髋、膝关节稍屈曲,两腿间可放置软枕或梯形海绵垫,患肢外展15°～30°,患肢穿防旋鞋。②应避免以下四种危险体位:髋关节屈曲超过90°,下肢内收超过身体中线,伸髋外旋,屈髋内旋。③根据手术入路,有不同的体位限制:后外侧入路手术者,应避免屈髋超过90°,过度旋转和内收;前外侧入路手术者,应避免外旋。④搬动和移动患者时应将整个髋部抬起,不能只牵拉抬动患肢,防止假体脱位及伤口出血。鼓励患者做小腿和踝关节的被动和主动活动(背屈和环绕动作)及股四头肌的等长收缩锻炼,10次/h。

(2) 术后第1日:①撤除软枕,尽量伸直术肢,防止屈髋畸形。②根据引流量,术后24～48 h内拔除引流管。③由于术后疼痛,多数患者对患肢活动有恐惧感,在给予有效的药物止痛后,帮助其被动活动,如腿部肌肉自足背开始的向心性按摩、踝关节和膝关节的被动活动、上身及臀部做引体向上运动等,1～2次/h。同时指导进行深呼吸、有效咳嗽和排痰,给予叩背5～10次/h。④进行腘绳肌、股四头肌、臀大肌和臀中肌的等长收缩练习,以保证肌肉张力。

护理人员应检查患者股四头肌锻炼方法是否正确,可把手放在膝关节上方,感觉到髌骨上方随肌肉收缩而移动,也可用手推动髌骨,如推不动,说明股四头肌收缩方法正确。

(3) 术后第2～3日:①患者伤口疼痛缓解,继续上述训练。同时需摄X线片,判断假体位置有无特殊问题。②踝关节主动屈伸练习,加强腿部股四头肌肌肉的等长和等张收缩训练运动,上午、下午及睡前各20～30 min。引体向上运动3～4次/

h,尽量独立完成。③开始髋、膝关节的屈伸练习,逐渐由最初的被动活动、助力主动活动到主动活动的过渡,开始活动范围:髋关节25°,膝关节40°,逐步增加。运动量由小到大,运动时间由短到长,所有床上活动均在患肢外展中立位的状态下进行。④持续被动活动(CPM)是早期功能锻炼的手段,宜在术后第3日开始,常用CPM机辅助完成,其活动范围可随时调节并逐步增加,活动速度缓慢、均匀,易被患者接受。此外,还要增强上肢肌力的练习,便于日后较好地使用拐杖。

(4) 术后第4~5日:除CPM机上进行被动活动外,髋膝关节的屈伸练习逐渐过渡到完全主动练习。对术前有屈曲畸形的患者,嘱患者髋下垫枕,充分伸展屈髋肌及关节囊前部,或做术侧髋关节主动伸直动作。

(5) 术后第5~6日:①进行坐位练习。指导和协助患者将术侧肢体移近床旁,靠近床沿放下坐起,坐起时双手后撑,髋关节屈曲不超过80°。②由于坐位是髋关节最易出现脱位或半脱位的体位,嘱患者在术后6~8周内,坐位时间宜短,每日4~6次,每次不超过30 min。③坐位时可进行伸髋、屈髋练习,以及屈髋位的内外旋练习。④如果术中关节稳定性欠佳,应放弃坐位练习。

(6) 术后1周:当患者坐起无头晕及其他不适时,可练习由坐位到站位的过渡,并扶拐或在助步器帮助下进行立位练习。患者离床活动第1日,上、下午分别在床旁扶拐站立5~10 min,无不适时在床周行走数步,康复师或护士从旁扶持。第2日开始扶双拐在病室内行走,步行距离逐渐延长,时间逐渐增加,但每次不超过30 min,3次/日。双拐勿太靠后,以免重心不稳,双下肢步幅尽可能一致,注意在行走或站立时,术侧膝关节始终保持伸直位。站立位练习的内容包括:①术侧下肢后伸,练习髋关节伸展;②骨盆左右摇摆,练习髋关节内收外展,主要是外展动作;③健肢伸直并垫高,患肢保持外展位并踩到地面,以矫正髋关节内收畸形;④患肢垫高,屈髋屈膝,上身前倾加大髋关节屈度,并通过调节板凳高度训练屈髋;⑤站立位时令健侧下肢前后移动,可练习术侧髋关节的内外旋。

(7) 术后2周:此期手术切口及周围组织已纤维瘢痕化,关节周围软组织较牢固,关节不易发生脱位,故应加强髋关节外展、外旋和内收的锻炼,这对于负重行走功能和稳定性的恢复十分重要。还可进行助行器辅助步行及上下楼梯等训练。

3. 预防关节挛缩

关节挛缩是长期卧床的患者或肢体活动受限者常见的合并症之一。关节挛缩一旦形成,如不及时矫正将会影响患者的功能活动,影响生活,影响康复训练的效果。康复护理要给予高度的重视,及时采取有效的护理措施。

其临床表现主要表现为关节挛缩使该关节活动范围减小或丧失,肢体呈屈曲位的紧缩状态,肢体活动受限,并且呈进行性发展。

其康复护理措施主要是:

（1）保持肢体的功能位 保持正确的体位,是预防关节挛缩等并发症的早期康复护理的重要内容。不同疾病的患者的体位护理十分重要,如偏瘫患者早期的良肢位摆放;定时改变体位,多作健侧卧位,减少对患侧的压迫作用。可在容易发生挛缩的关节处如肩关节、肘关节、膝关节等处放置软枕或其他软物支撑,以矫正关节挛缩状态。

（2）尽早开始关节活动度的维持训练 当生命体征稳定后,患者要减少卧床的时间,护理人员指导被动或助动的关节活动度训练,帮助患者保持关节活动范围,改善局部的血液循环,防止挛缩形成,预防肌肉萎缩。训练时要注意关节活动度由小到大,活动时间由短到长,轻柔、缓慢、渐进的进行,在无痛状态下使关节活动范围尽可能达到最大,以免发生新伤。

五、康复原则

原则是必须使康复措施尽早付诸实施,同时要自始至终地给患者心理支持方面的护理。

六、心理康复指导

我们认为应把心理康复作为机能康复的枢纽,以心理康复促进和推动机能康复,调动积极的心理因素,使其主观能动地参与机能康复的训练。本组病例患者均饱受疾病的折磨,有较强的恢复肢体功能的欲望,且希望"刀到病除",故手术前后较多出现两种情况:一是急于求成,锻炼进度盲目超前并随意活动;二是过于谨慎,担心活动后导致手术失败。故手术前后应注意详细了解患者的心态反应,一方面鼓励患者增强康复的信心,另一方面介绍康复训练的目的、方法及注意事项。对急于求成者指导其掌握合适的锻炼方法,循序渐进,量力而行;对过于谨慎者则设法消除其疑虑,鼓励并帮助其进行锻炼,最终使所有患者均以良好的心理状态进行康复训练。

七、康复教育

（一）要及时帮助患者理解和掌握大量的专业康复医学知识和康复训练注意事项,指导训练,参与训练,示范训练,直到患者完全熟练掌握。

（二）了解关节置换术能够解决关节疼痛、关节自主活动功能的问题,从而提高生活质量。

（三）手术前的准备内容

主要有术前必要的康复功能训练,术后日常生活行为的变动及精神、身体准备。

（四）术后注意事项

包括术后短期内为防止关节脱位等按要求进行特殊的体位摆放,还要穿弹力袜或弹力绷带、冰疗控制术后肢体肿胀,术后次日即逐渐进行康复训练。

（五）了解需要复诊的情况

如置换关节进行性疼痛或组织肿痛、伤口红肿或渗出。

（六）预防和控制感染

防止细菌血运传播造成关节感染。

（七）继续加强功能锻炼

全髋置换术患者出院后继续进行俯卧位髋关节伸展训练，侧卧位髋关节外展练习、直腿抬高练习及单腿平衡练习、残余髋屈拉伸练习，并逐步提高其抗阻力强度、延长训练时间以提高肌肉耐力。全膝置换术患者应坚持住院期间的肌力和关节活动度的训练，如用沙包进行抗阻力直腿抬高，用单车保持关节活动度。

（八）弃拐时机

必须使用拐杖至无痛、跛行时方可弃拐，一般骨水泥固定者、使用紧压配合型假体患者及羟基磷灰石涂喷型假体者术后扶双拐行走约6周，单拐或单手杖约4周，粗隆截骨者延长双拐使用时间至8周；表面多孔型假体双拐使用时间为12周，单拐或单手杖4周；翻修术的患者或下肢有两个关节同时置换者，使用双拐时间一般多为6个月。患者最好终生使用单手杖，尤其是外出旅行或长距离行走时。

（九）日常生活指导

1. 避免重体力劳动和剧烈运动。
2. 减轻人工关节磨损和预防跌倒。避免在凹凸不平或过于平滑的路面上行走，家居地面保持干爽，过道无杂物堆放以防跌倒，鞋底宜用软胶，不穿高跟鞋或鞋底过滑的拖鞋等。
3. 预防关节脱位。注意适当控制体重，减轻关节负重。
4. 全髋关节置换术后，应教育患者注意避免的动作，有髋关节屈曲内收内旋位自坐位站起，双膝并拢双足分开身体向前倾斜取物，髋关节过度屈曲内收内旋位，如穿鞋动作、翘"二郎腿"、坐凳或厕所坐位过低而出现身体前倾、双膝靠拢双足分开的姿势；术侧髋关节伸直内收外旋位，如向健侧翻身的动作。
5. 告诫患者术后6～8周内避免性生活，性生活时防止术侧下肢极度外展，并避免受压。

附：髋关节置换术后的家庭康复治疗

一、术前康复训练

术前康复训练目的是使患者预先掌握功能锻炼的方法并明确注意事项。

（一）体位指导

向患者说明术后为防假体脱位应采取正确的体位。可平卧位或半卧位，使髋屈曲<45°，不侧卧，患肢外展30°并保持中立，两腿间放置外展架或厚枕，必要时准备合适的防旋鞋，将患者安排至有床上拉手的病床。

(二) 训练引体向上运动

平卧或半卧,患肢外展中立,健侧下肢屈膝支撑于床面,双手吊住拉环,使身体整个抬高,臀部离床,停顿 5~10 s 后放下。

(三) 训练床上排便

目的是防止术后因体位不习惯而致尿潴留及便秘。注意放置便盆时,臀部抬起足够高度并避免患肢的外旋及内收动作。给女患者使用特制的女式尿壶以避免过多使用便盆,增加髋部运动。

(四) 指导下肢肌锻炼方法

等长收缩训练:踝关节背屈,绷紧腿部肌肉 10 s 后放松,再绷紧→放松,以此循环。等张收缩训练:做直腿抬高、小范围的屈膝屈髋活动、小腿下垂床边的踢腿练习。直腿抬高时要求足跟离床 20 cm,空中停顿 5~10 s 后放松。

(五) 关节活动训练

指导其健肢、患肢的足趾及踝关节充分活动,患肢屈膝屈髋时,髋关节屈曲度<45°,并避免患髋内收、内旋。

(六) 指导正确使用拐杖

准备合适的双杖,使拐杖的高度及中部把手与患者的身高臂长相适宜,拐杖底端配橡胶装置(防滑),拐杖的顶端用软垫包裹(减少对腋窝的直接压力),对术前能行走者训练其掌握使用方法,练习使用双拐和健腿的支撑站立,以及在患肢不负重状态下的行走。

二、术后康复护理

髋关节人工关节置换术大多是老年病人,老年病人全身免疫系统功能低下,临床上以心肺功能低下尤为明显,长期卧床易发生心肺疾患。手术中接受了相当多量的输血和补液,所以术后要严密观察病人的血压、脉搏、尿量、中心静脉压、严格控制输液量和滴速,麻醉清醒后就可以给予头高位 45°,使病人有较好的通气量。术后 3~5 日给半坐卧位,定期协助病人更换体位,帮助搬动患肢,翻身拍背,以利肺部分泌物的引流,并鼓励病人做深呼吸和咳嗽咳痰,预防肺部感染。

(一) 基础护理

预防褥疮,保护骨突部位,用海绵、软枕分垫臀部、下肢。使其卧位舒适,同时鼓励病人多吃蔬菜、水果、多喝水,预防便秘。

(二) 体位

术后髋关节多需作下肢皮肤牵引,置于外展和外旋位,用硬的三角形枕头,固定在两下肢之间,以避免病人在苏醒过程中发生髋关节极度屈曲、内收、内旋,而造成髋关节脱位。三角形枕头可固定 5~14 日。搬运病人及使用便盆时要特别注意,应将骨盆整个托起,切忌屈髋动作,防止脱位。如果病人发生剧烈的髋关节疼痛,肢体变得内旋或外旋位时,应立刻报告医生,进一步明确有无脱位的可能。

(三) 栓塞性静脉炎观察护理

术后患肢肿胀、疼痛、浅静脉曲张,体温多不超过 38.5℃,常有轻度全身性反应时,应严密观察肢体是否肿胀,皮肤温度及静脉回流状况,如有无浅静脉曲张、皮肤张力增大等。应警惕深静脉栓塞的可能,及时报告病情。

三、髋关节置换术后的治疗和训练

康复训练是全髋关节置换术后的一个十分重要的环节和主要的治疗内容,它可以使治疗取得满意的疗效。单纯的治疗和一般的活动是远远不够的,患者应该接受专业的康复训练和步态训练,以改善和纠正因长期疾病所造成的不正常步态和姿势。

(一) 术后早期并发症的预防

为了防止术后感染的发生,我们强调术前和术中各用抗生素一次,术后一般用 24 h。术后患足放在抬高的泡沫橡胶夹板内,保持 15°的外展和中立位,并且于术后 3 周内绝对避免患髋进行屈曲、内收和内旋的复合动作,以防止术后关节的脱位。术后患肢穿上弹力袜,促进血液的回流,防止深静脉血栓和静脉炎的发生。术后第 2 日开始口服阿司匹林、消炎痛和潘生丁,并皮下注射预防用量的低分子肝素,预防深静脉血栓,促进血肿的吸收,减少异位骨化。低分子肝素要求最好用到术后 3 周。

(二) 康复治疗

1. 术后第 1~2 日,首先通过主动和被动的呼吸练习来预防心肺系统的并发症。

其次在有效镇痛的前提下,物理治疗师指导患者进行患者肌肉等长收缩联系练习。

(1) 腓肠肌训练:让患者把足踝用力跖曲(脚趾向前伸直,脚跟向后拉),然后足踝呈背曲位(脚趾向后拉,脚跟向前推),注意保持膝关节伸直。

(2) 股四头肌训练:让患者股四头肌收紧,膝部下压,膝关节保持伸直 5 s,再放松 5 s。

(3) 股二头肌训练:患者下肢呈中立位,足跟往下压,膝关节不能弯曲,保持 5 s。

(4) 臀大肌训练:臀部收缩 5 s,放松 5 s。

2. 术后第 3 日,患者在治疗师的协助下,在患髋伸直状况下可以进行患肢的内收和外展运动,并进行抗阻的内收和外展等长肌力训练,即在股骨内侧和外侧给予阻力,让患者主动外展患肢。此外,治疗师扶助患肢,帮助患者进行髋关节内、外旋活动练习。

3. 术后第4日，此时，在康复训练过程中患者可以在治疗师的协助下第一次在床边坐起。应避免髋关节屈曲超过90°，这会增加脱位的危险。除非有心血管疾病的禁忌或髋关节活动受阻，患者也可以在病房护士的协助下坐在床边。因为患肢在术后一直用泡沫塑料夹板固定以防止外旋，因此患者会要求将患肢放在不同的位置上。要注意的是患者第一次在床边坐起时，患肢保持外展是非常重要的。

4. 术后第5日，允许患者站立和行走。开始时，必须在助行器协助下进行。当患者的身体状况允许时可以使用手臂拐杖。假体的固定方式不同，肢体的负重时间也不一样。假体完全采用骨水泥固定的患者可以完全负重，立即使用助行器和拐杖行走，至出院时可不借助任何器具，能够自行独立行走。混合性固定（髋臼为非骨水泥固定而股骨假体为骨水泥固定）患者可一部分负重，最多为20 kg，这可以通过测量进行检查。在3周内负重重量可逐步增加，最后过渡到使用拐杖行走。术后6周内患者需扶拐，以后可以不使用助行器，完全负重行走。完全非骨水泥固定患者一般需在6周以后才开始部分负重，因为过早负重将造成股骨假体与骨间的相对活动，影响骨组织长入到假体表面。6个月以后达到完全负重。术后应测量下肢长度，对于两侧下肢绝对长度相等，术前有代偿性脊柱侧凸和骨盆倾斜的患者，应教会患者逐步学会正确的步态和姿态。任何程度的下肢长度差异最好通过调整鞋底的高度避免影响患者的步态和姿态。

5. 术后第6日，进行卧—立转移训练。允许病人坐高椅，保持膝关节低下或与髋关节等高；用加高的自制坐便器入厕，或在辅助下身体后倾患腿前伸入厕；要确保坐椅牢固最好有扶手，可适当加垫以增加高度；不要交叉两腿及踝；躯干不要向前倾超过90°，要学会坐时身向后靠和腿向前伸；术后2周内不要弯腰捡地上的东西；不要突然转身或伸手去取身后的东西。

在治疗师的协助下允许患者在床上翻身，治疗师一手托其臀部一手托其膝部，将患肢与身体同时转为侧卧，并在两腿间垫上夹枕，禁患肢内收内旋。

6. 术后第7日，进行上下楼梯练习和跑台慢步走（适用于骨水泥固定患者）。上楼时，患者健腿先上患腿后上拐杖随后或同时。下楼时拐杖先下患腿随后健腿最后。这样可以减少患髋负重屈曲。跑台步行可以进一步改善步态步速和步行距离，提高实用步行距离。

7. 术后第二周，巩固和提高第一周的训练成果至伤口拆线出院。出院时患髋能主动屈曲达到或超过90°，同时在伸直位的情况下能够主动完成内收、外展和外旋运动。

四、出院后的康复训练

（一）木阶梯训练

出院后让患者定做一个多级木阶梯，其高度为120 cm，4～5个阶梯为宜，最低台阶高度为80 cm,台阶间距为10 cm。嘱患者回家后将患足置于台阶上,于屈髋、屈膝位进行压腿练习,并根据自己的实际情况,逐渐升高台阶级数,直到髋关节屈曲活动范围达到正常为止。

【课堂互动】
患者出院后还应继续进行哪些康复训练?

(二)穿鞋袜练习

术后3周让患者坐在椅子上,伸直健侧下肢,屈膝、屈髋将患腿置于正常肢体膝上前侧,一手握住患肢足底,一手放于患膝内侧轻轻往下压,并逐渐屈曲健侧膝关节,这个动作也包含了髋关节的屈曲、内收和外旋,使患者能够自如的穿鞋袜。

(三)功率自行车训练

术后3周以后可以进行自行车踏车训练,开始时尽可能升高车坐垫,能骑满圈后,逐渐调低坐垫以增加髋关节屈曲度。身体前倾,可增加髋关节屈曲,双膝并拢或分开可使髋关节内、外旋。车速开始时保持在24 km/h,以后逐渐增加,每次以15 min为宜。

(四)体育活动

人工髋关节置换术后愈合阶段(如术后3个月),轻微的体育活动是允许的。然而患者应避免提取和运送重物。术前喜爱体育运动的患者,在术后不要放弃运动。适合的体育活动:游泳(仰泳)、骑车和远足(平地上进行)保健体操。体育活动可改善患者情绪,也可以提高生活质量,有利于和其他患者进行交流,增加自信心。不适当的体育运动包括:跳跃类运动、爬山和一些球类运动等,因为这些体育活动会增加假体的负荷导致松动。

(五)术后随访

人工髋关节术后需要终身随访。出院时向患者交代每次复查的时间,可让病人于术后1个月、3个月、6个月来院复查,以后每隔半年复查一次。复查的内容主要包括X线摄片、功能评分和骨密度检查。其中功能评分又包括疼痛、功能和关节活动三个方面。早期随访主要是了解患肢肌力是否恢复正常;病人能否独立行走,有无跛行,行走距离多远;关节活动的范围能否满足日常生活的需要。根据检查结果,提出下一步的康复计划。此阶段康复的重点在于有针对性地进行功能练习以恢复患者日常的生活能力。远期随访主要了解关节有无疼痛的发生,功能状况及关节活动范围有无降低,假体有无移位及假体周围有无溶骨发生,以确定假体是否发生远期松动。

五、术后的家庭康复

(一)睡姿

睡眠时要放枕头在两腿中间,转身时要以没有做手术的一边向上,卧在床上时勿交叠双脚,康复治疗师可根据患者设计床或坐椅的适当高度及提供改装家具的方法。仰睡姿势：不可交叠双脚。侧睡姿势：关节置换的腿在下。

（二）坐姿

坐椅时要经常保持髋关节弯曲不多于90°。避免坐矮椅或软沙发，若必须坐矮椅时，先要将关节置换的腿伸直。不应屈身向前、垫高脚或交叠双脚。

（三）由站至坐或坐至站起

慢慢将身体移后直至"好脚"触到椅边，坐下前，先将曾做手术的一边脚向前伸出，利用椅柄支撑身体缓缓坐下，勿把身体向前倾。

起立时，应先将身体移到椅边，伸出曾做手术的一边脚，并利用椅柄把身体撑起。

（四）入厕

入厕时，不可蹲者，站起及坐下时要先把做了手术的一边脚伸直，"好脚"慢慢屈膝坐下。

（五）穿脱衣服

1. 穿裤。①穿内裤及长裤：以长柄钳或穿衣辅助器勾住裤头，放低至地面，先伸直做了手术的一边脚，并把裤管套上，然后穿另一边，把裤头拉高至大腿，站起来把裤穿好，站立前，依照"三"步骤。②脱内裤及长裤时：把裤头推至低过臀部，慢慢坐下，将裤推低过膝头，先把没做手术的一边脚抽出，然后才用长柄钳或穿衣辅助器把另一边裤管抽出，切勿提高做了手术的一边脚或弯身脱裤。

2. 穿袜。先把袜套放在辅助套上，把辅助器的棉带垂到地面，将脚穿入，再拉高袜套。脱袜时，以穿衣辅助器推低袜头，露出足踝，将袜推离脚面。

3. 穿鞋。穿鞋时可用长柄鞋抽，可避免髋关节过分屈曲，又可站着，一双手扶着适当高度的家具或床边，把做了手术的一边向后屈起，然后穿鞋。

（六）洗澡

洗澡时可站立及用花洒，如必须使用浴缸，则要使用适当高度的坐椅，或可用放置在浴缸内的冲凉椅或板。坐下前，先将双脚贴近浴缸，将做了手术的一边脚伸直，一只手按着浴板的中心，另一只手扶着步行架或扶手慢慢坐下（切勿坐在板的边缘）。"好脚"先移进去。做了手术的脚要与身体同时移进浴缸，切勿扭转身体，并要保持患侧下肢伸直。

康复治疗师会提供训练使用辅助用具的正确方法，切合病者家居的需要，淋浴时可把做了手术的一边伸直搁在缸旁，并用花洒喉及长柄刷清洗。

（七）从地上拾物

可利用长柄钳拾物，或把做了手术的一边脚放在身后，然后跪下取物，这样可避免髋关节过度屈曲。这方法是否合用，则要根据个别病人体能而定。

（八）家居操作

处理家务时要尽量采用节省体力的方法，并简化工序，例如：
1. 可以的话应该坐下来工作。
2. 要间歇休息。
3. 预先安排每一天的活动，可把工序计划妥善，再实际执行。
4. 把物件储存在适当的高度（即腰际）来避免弯身或蹲低取物。
5. 遇到粗重工作时，应该找别人帮忙。

（九）乘坐交通工具

坐私家车时，应先把前座椅子推后，并把靠背后倾，然后把身体慢慢向后移进去，再把做了手术一边伸直放在前面；坐公共汽车时，上车应用没做手术的一边脚先踏上，下车就用做了手术的一边脚先下，选择近走廊或前面有开阔空间的座位，可把做了手术的一边下肢伸直。

（十）运动

不宜做剧烈运动，令身体负荷过重（例如足球、壁球等），但适量轻巧运动则可帮助避免体重增加。

（十一）其他事项

康复治疗师会为个别病人评估日常生活所遇到的困难，提供治疗计划，包括技巧训练及各种适当的辅助用具使用方法，令病者可以尽量自我照顾，适应日常生活上的需要。

【考查案例】

女性，63岁，主因"左股骨颈陈旧骨折术后未愈合"收入院，骨折已7个月。在我院关节科经术前检查，无手术禁忌症，但患者术前未行彩超检查双下肢有否深静脉血栓形成（DVT）。于是择日行"人工全髋关节置换术"，术后常规给予低分子肝素预防DVT的发生。但患者在术后2日中午12点50分出现胸痛、憋气、心慌及大汗，吸氧后不缓解，随后开始进行抢救及检查。急查心电图示：QⅡ、TⅢ；动脉血气分析：二氧化碳分压（P_{CO_2}）为29 mmHg，氧分压（P_{O_2}）为87 mmHg；血压：持续下降，多巴胺静点维持不住；凝血功能：凝血酶原时间（PT）：12.3 s，纤维蛋白原（FIB）：844 g/L，部分凝血活酶时间（APTT）：33.6 s；D二聚体（D-Dimer）：1 000～2 000 μg/L。根据以上症状及检查于下午15点10分急请心内科会诊行肺动脉造影术，显示：左肺动脉开口处显影不良，有充盈缺损，测右室压57/-6(13)mmHg，遂行碎栓术，成功后造影显示：左肺动脉通畅，右室压恢复到29/3(10)mmHg。然后送入ICU病房，同时加大了低分子肝素的剂量。该患者第2日又出现了脑血栓，请神经内科会诊后给予东菱克栓酶静点两天后好转，未再出现病情反复，2周后正常拆线出院。出院后继续给予华法林口服治疗至术后 3 个月,同时监测患者的 INR 值在 2～3 之间。

问:(1) 给出医学诊断;
　　(2) 该患者需要进行哪些康复训练并拟出护理措施?

技能训练

技能一　关节活动度训练

1. 关节活动度训练的原则

(1) 在功能评定的基础上,决定训练的形式,如被动训练、主动—辅助训练和主动训练等。

(2) 患者处于舒适体位,同时确保患者处于正常的身体列线;必要时除去影响活动的衣服、夹板等固定物。

(3) 治疗师选择能较好发挥治疗作用的位置。

(4) 扶握将被治疗关节附近的肢体部位,以控制运动。

(5) 对过度活动的关节、近期骨折的部位或麻痹的肢体等结构完整性较差的部位予以支持。

(6) 施力不应超过有明显疼痛范围的极限。

(7) 关节活动度训练可在:①解剖平面(额面、矢状面、冠状面);②肌肉可拉长的范围;③组合模式(数个平面运动的合并);④功能模式等情况下进行。

(8) 在进行训练中和完成后,应注意观察患者总体状况,注意生命体征、活动部分的皮温和颜色改变,以及关节活动度和疼痛等变化。

2. 被动训练

适用于肌力在 3 级以下患者。患者完全不用力,全靠外力来完成运动或动作。外力主要来自康复治疗师、患者健肢或各种康复训练器械。被动训练的目的是增强瘫痪肢体本体感觉、刺激屈伸反射、放松痉挛肌肉、促发主动运动;同时牵张挛缩或黏连的肌肉和韧带,维持或恢复关节活动范围,为进行主动运动做准备。

(1) 患者舒适、放松体位,肢体充分放松。

(2) 按病情确定运动顺序。由近端到远端(如肩到肘,髋到膝)的顺序有利于瘫痪肌的恢复由远端到近端(如手到肘,足到膝)的顺序有利于促进肢体血液和淋巴回流。

(3) 固定肢体近端,托住肢体远端,避免替代运动。

(4) 动作缓慢、柔和、平稳、有节律,避免冲击性运动和暴力。

(5) 操作在无痛范围内进行,活动范围逐渐增加,以免损伤。

(6) 用于增大关节活动范围的被动运动可出现酸痛或轻微的疼痛,但可耐受;不应引起肌肉明显的反射性痉挛或训练后持续疼痛。

(7) 从单关节开始,逐渐过渡的多关节;不仅有单方向的,而且应有多方向的被动活动。

(8) 患者感觉功能不正常时,应在有经验的康复治疗师指导下完成被动运动。

(9) 每一动作重复 10～30 次,每日 2 次或 3 次。

3. 主动—辅助关节活动度训练

在外力的辅助下,患者主动收缩肌肉来完成的运动或动作。助力可由治疗师、患者健肢、器械、引力或水的浮力提供。这种运动常是由被动运动向主动运动过渡的形式。其目的是逐步增强肌力,建立协调动作模式。

(1) 由治疗师或患者健侧肢体通过徒手或通过棍棒、绳索和滑轮等装置帮助患肢主动运动,兼有主动运动和被动运动的特点。

(2) 训练时,助力可提供平滑的运动;助力常加于运动的开始和终末,并随病情好转逐渐减少。

(3) 训练中应以患者主动用力为主,并作最大努力;任何时间均只给予完成动作的最小助力以免助力替代主动用力。

(4) 关节的各方向依次进行运动。

(5) 每一动作重复 10～30 次,每日 2 次或 3 次。

4. 主动关节活动度训练

适用于肌力在 3 级的患者,主要通过患者主动用力收缩完成的训练。既不需要助力,也不需要克服外来阻力。其目的是改善与恢复肌肉功能、关节功能和神经协调功能等。

(1) 根据患者情况选择进行单关节或多关节、单方向或多方向的运动;根据病情选择体位,如卧位、坐位、跪位、站位和悬挂位等。

(2) 在康复医师或治疗师指导下由患者自行完成所需的关节活动;必要时,治疗师的手可置于患者需要辅助或指导的部位。

(3) 主动运动时动作宜平稳缓慢,尽可能达到最大幅度,用力到引起轻度疼痛为最大限度。

(4) 关节的各方向依次进行运动。

(5) 每一动作重复 10～30 次,每日 2 次或 3 次。

5. 四肢关节功能牵引法

通过将挛缩关节的近端肢体固定,对其远端肢体进行重力牵引,以扩大关节活动范围的一种关节活动度训练方法。适用于各种原因所致的关节及关节周围组织挛缩或黏连所致的关节活动度障碍患者。

(1) 根据患者关节障碍的不同,选用各关节专用的支架或特制的牵引器。

(2) 将所需牵引的关节近端的肢体固定于牵引器上。

(3) 在关节的远端肢体施加牵引力量,并使牵引力作用点准确落在被牵拉组织的张力最大点上。

(4) 牵引力量应稳定而柔和,患者的局部肌肉有一定紧张或轻度疼痛,但不引起反射性肌痉挛且可耐受。

(5) 牵引时间 10~20 min,使挛缩的肌肉和受限的关节缓缓地被牵伸。

(6) 不同关节、不同方向的牵引可依次进行,每日 2 次或 3 次。

6. 连续被动运动(CPM)

利用专用器械使关节进行持续较长时间的缓慢被动运动的一种训练方法。训练前可根据患者情况预先设定关节活动范围、运动速度、及持续被动运动时间等指标,使关节在一定活动范围内进行缓慢被动运动,以防止关节黏连和挛缩。

(1) 适应证:四肢骨折,特别是关节内或干骺端骨折切开复位内固定术后;人工关节置换术后,韧带重建术后;创伤性关节炎、类风湿性关节炎滑膜切除术后,化脓性关节炎引流术后;关节挛缩、黏连松解术后,关节镜术后等。

(2) 禁忌证:连续被动运动如对正在愈合组织产生过度紧张时应慎用或推迟应用。

(3) 仪器设备:对不同关节进行连续被动运动训练,可选用各关节专用的连续被动运动训练器械。训练器械是由活动关节的托架和控制运动的机械组成,包括针对下肢、上肢、甚至手指等外周关节的专门训练设备。

(4) 程序:①开始训练的时间可在术后即刻进行,即便手术部位敷料较厚时,也应在术后 3 日内开始。②将要训练的肢体放置在训练器械的托架上,并予以固定。③开机,选择活动范围、运动速度和训练时间。④关节活动范围,通常在术后即刻常用 20°~30°的范围内训练;关节活动范围可根据患者的耐受程度每日渐增,直至最大关节活动范围。⑤确定运动速度,开始时运动速度为每 1~2 min 为一个运动周期。⑥训练时间,根据不同的程序,使用的训练时间不同,根据患者的耐受程度选定,每日 1~3 次。⑦训练中密切观察患者的反应及连续被动运动训练器械的运转情况。⑧训练结束后,关机,去除固定,将肢体从训练器械的托架上放下。

(5) 举例:以膝关节人工置换术后膝关节连续被动运动训练为例。

①术后第 1~3 日开始进行 CPM 训练。

②患者平卧于床上,将下肢关节 CPM 训练器放置在患侧下肢下,固定。

③于屈曲位调节关节活动范围,开始要求关节活动范围在 30°左右。

④运动速度以 1~2 min 为一个周期。

⑤持续运动 1~2 h,每日 1 次或 2 次。

⑥以后每日增加关节活动角度 10°~20°,1 周内尽量达到 90°。

⑦继续训练,使关节活动度达到全关节活动范围。

其他关节的连续被动运动训练可据此类推。

7. 牵张训练

通过治疗师被动牵张患者的肌肉和肌腱,或患者通过自身的姿势改变进行主动牵张训练,使肌肉、肌腱和韧带恢复长度,肌张力降低,关节活动度增加的一种训练方法。

(1) 被动牵张:是由治疗师用力被动牵引患者肢体的一种牵张方法。

牵张训练前,先做一些低强度的运动或热疗,以使关节周围组织有一定的适应性;先活动关节,再牵张肌肉;被牵张的关节应尽量放松;康复治疗师的动作应缓慢、轻柔、循序渐进地进行;每次牵张持续时间 10~20 s,休息 10 s,再牵张 10~20 s,每个关节牵张数次。关节各方向依次进行牵张,每日 2 次或 3 次;牵张中避免使用暴力或冲击力,以免损伤组织。

(2) 自我牵张:由患者依靠自身重量为牵拉力来被动牵张其挛缩的组织。常用的训练方法有:

肩关节牵张训练:面向墙面,患侧上肢前屈靠墙,手指尽力向上爬墙。如有墙梯,手指可通过墙梯尽力向上。身体尽量向前靠拢,即可牵张患侧的肩关节前屈肌;身体侧向墙面,患侧上肢的手指侧向尽力向上爬墙,即可牵张患侧的肩关节外展肌。每次持续时间 5~10 s,重复 10~20 次,每日 2 次或 3 次;开始训练时肩关节有疼痛,牵张角度应小,时间应短,以后逐渐缩短身体与墙的距离,增加牵张角度与时间。

躯干牵张训练:患者侧身向墙,离墙站立,一手撑墙,一手叉腰,做侧向推墙动作,使患侧髋部尽量接触墙壁,即可牵张患侧的躯干;每次持续 5~10 s,重复 10~20 次,每日 2 次或 3 次;训练中应注意两脚平放于地面而不应离地,离墙壁距离可逐渐增加。

股内收肌群牵张训练:两足分开站立,两手叉腰,重心移向健侧,同时稍屈健膝,患侧股内收肌群即被牵张;每次持续 5~10 s,重复 10~20 次,每日 2 次或 3 次;如两侧均需牵张,即可左右训练。两足分开站立,距离可根据需要增加或缩小。

小腿三头肌和跟腱牵张训练:面向墙壁,离墙站立,两手支撑墙,两膝伸直,身体向前尽量使腹部接近墙;每次持续 5~10 s,重复 10~20 次,每日 2 次或 3 次;训练中注意两足跟不要离地。离墙距离可根据需要调整。若只需牵张一侧小腿肌,可将健侧腿靠近墙,身体(腹部)前靠墙时,患侧小腿肌即受到牵张;可利用砖块或模型木块训练,患者双足前部踩在砖块或模型木块上,双足后跟悬空,利用身体的重量使双侧跟腱牵张。

股四头肌牵张训练：两膝跪地，取躯干后伸位，亦可取屈膝屈髋跪坐位，两手向后撑床或地面，然后做挺腹伸髋训练；每次持续时间 5～10 s，重复 10～20 次，每日 2 次或 3 次；注意两膝不要离地。

技能二 肌力训练

各种肌肉骨骼系统病损以及周围神经病损常导致患者的肌力减弱、肌肉功能障碍并由此影响肢体运动功能。肌力训练的目的是运用各种康复训练的方法逐步增强肌肉力量和肌肉耐力，改善肢体运动功能；同时肌力训练具有预防各种骨关节疾病及术后患者的肌肉萎缩、促进肌肉功能恢复有作用。

1. 原则根据患者原有肌力水平选择合适的肌力训练方式。

(1) 肌力为 0 级时，宜进行电刺激疗法、被动运动及传递冲动训练（即患者主观用力试图做肌肉收缩活动）。传递冲动训练与被动运动结合进行，效果较好。

(2) 肌力为 1 或 2 级时，宜进行电刺激疗法、或肌电生物反馈电刺激疗法。此时肌肉已有一定的肌电活动，肌电生物反馈电刺激疗法效果较佳，同时配合助力运动训练和其他免荷运动训练。

(3) 肌力为 3～4 级时，宜进行徒手抗阻训练和各种器械的抗阻训练。

(4) 耐力较差的肌肉群，宜进行肌肉耐力训练。

2. 徒手抗阻训练

(1) 训练前首先评定患者的肌力和关节活动度情况，明确功能受限程度，以确定适宜的抗阻运动形式和运动量。

(2) 使患者处于适合训练的舒适体位，以被动运动形式向患者演示所需的运动，告诉患者尽最大努力但在无痛范围内完成训练，训练过程不要憋气；治疗师只起指导、监督作用。

(3) 将阻力置于肢体的远端，确定阻力的方向，一般为所需运动的相反方向，避免替代运动。

(4) 提供的阻力应适合患者现有的肌力水平，初始为次最大阻力，以后逐渐增大阻力；训练中动作宜平稳，患者的最佳反应为无痛范围的最大用力。

(5) 患者如不能全关节活动范围运动或训练中有明显疼痛、收缩的肌肉发生震颤、发生替代运动时，应改变施阻的方向或降低阻力力量。

(6) 训练中应适当提供语言指令，以增加训练效果。

(7) 每一运动可重复 8～10 次，并有一定的休息，逐渐增加训练次数。

3. 器械抗阻训练主要由训练器械施加阻力，以增加患者的肌力和肌肉耐力，恢复肢体运动功能的训练方法。适用于肌力在 3 级以上者。根据肌肉收缩不同方式，器械抗阻训练分为等长抗阻训练、等张抗阻训练和等速抗阻训练。

(1) 等长肌力训练：利用肌肉等长收缩进行的抗阻训练。肌肉等长抗阻收缩时,肌张力明显升高,肌力显著提高,但不产生明显的关节运动。等长抗阻训练主要适用于关节不能或不宜运动时(如关节石膏或夹板固定、关节创伤、炎症或关节肿胀等情况)的肌力训练,以延缓和减轻肌肉废用性萎缩。

程序:①运动强度:根据肌力水平和训练目标设定阻力大小,确定运动强度;②阻力负荷:杠铃、沙袋、墙壁或力量训练器等;③运动持续时间:训练时肌肉等长收缩时间10 s,休息10 s;④重复次数:重复10次为1组训练,每日可做几组训练。根据患者承受能力选择,训练频度:每日1次,每周训练3次或4次,持续数周;⑤多角度等长肌力训练:在整个关节运动幅度中每隔20~30 s。做一组等长训练,以全面增强肌力。此法可在等速肌力训练器械上进行。

(2) 等张肌力训练:利用肌肉等张收缩进行的抗阻训练,训练时作用于肌肉上的阻力负荷恒定,有明显关节运动。适用于发展动态肌力和肌肉耐力。

等张肌力训练包括向心性训练和离心性训练,肌肉主动缩短,使肌肉的两端相互靠近者为向心肌力训练;相反,由于阻力大于肌力,肌肉在收缩中被被动拉长,致使其两端相互分离者为离心肌力训练。

程序:①运动强度选定:根据肌力水平和训练目标设定阻力大小,确定运动强度;②阻力负荷:沙袋、哑铃、墙壁拉力器、滑轮系统、等张力矩臂组件,如股四头肌训练器等、可变阻力装置或专用的肌力训练器等,也可利用自身体重;③运动强度:以渐进抗阻训练法为例,先测定重复10次运动的最大负荷,称10重复最大运动(RM)值。用以10 RM的运动强度重复训练川,间歇30 s再进行10 RM运动强度重复尽可能多次,2~3周后根据患者情况适当调整10 RM的量;④训练频度:每日1次,每周训练3次或4次,持续数周。

(3) 等速肌力训练:在专门的等速训练器上进行训练。训练前设定运动速度、间歇时间、训练组数和关节活动范围等。训练中运动速度不变,但遇到的阻力则随用力的程度而变化,以使运动肢体肌肉的肌张力保持最佳状态,从而达到最好训练效果。

①训练仪器:等速训练器。
②训练前准备:开机,根据训练要求,安装相应的附件。
③体位:摆放患者体位,对患者进行良好固定。
④关节活动角度设定:通常可设定全关节活动角度,对于肌肉、肌腱、韧带愈合早期、关节术后或关节病变时则宜选择限定关节活动范围。
⑤训练方式:分为等速向心和等速离心训练。临床常用等速向心收缩方式进行训练。
⑥运动速度:等速向心肌力训练时,常选用逐渐递增后再逐渐递减的运动速度谱形式,如:60° Is、90° Is、120° Is、150° Is。

⑦训练次数：每种运动速度收缩 10 次，每一运动速度谱共收缩 100 次（为一个训练单位）。根据肌肉功能适应情况，逐渐增加收缩次数到 2 个或 3 个训练单位。

⑧间歇时间：可在训练前预先设置每种运动速度之间和每个训练单位之间的休息时间。每种运动速度之间通常间歇 15 s，以使肌肉有短暂休息。每个训练单位之间的休息时间需要间歇 3～5 min 以上。

⑨训练频度：每日 1 次，每周训练 3 或 4 次，根据患者情况，持续数周。

4. 肌肉耐力训练

(1) 等张训练法：先测定重复 10 次运动的最大负荷，即为 10 RM 值。用 10 RM 的 80％量作为训练强度，每组训练 10～20 次，重复 3 组，每组间隔 1 min 亦可采用 5 cm 宽、1 m 长的弹力带进行重复牵拉训练。弹力带的一头固定于床架或其他固定物上，根据需要进行某一肌群的耐力训练，尽量反复牵拉弹力带直至肌肉疲劳，每日 1 次，每周训练 3～5 次。

(2) 等长训练法：取 20％～30％的最大等长收缩阻力，做逐渐延长时间的等长收缩训练，直至出现肌肉疲劳为止，每日 1 次，每周训练 3～5 次。

(3) 等速训练法：在等速训练仪上选择快速运动速度，然后做快速重复运动，对增强肌肉耐力较明显。每次重复运动 100 次为一个训练单位。根据肌肉功能适应情况，逐渐增加收缩次数到 2 个或 3 个训练单位，每组间休息 3～5 min，直至出现肌肉疲劳为止，每日 1 次，每周训练 3～5 次。

（随州职业技术学院　戴波）

学习子情境三 脊髓损伤的康复护理技术

【引导案例】

李某,女,43岁,不慎从高处坠落,致腰背部疼痛,下肢不能行走。入院诊断为胸11骨折伴脊髓损伤。经治疗,现病情稳定,已出院回家休养。

问:(1) 此病例属脊髓损伤哪一类;

(2) 压疮是脊髓损伤患者的常见并发症,预防压疮的要点有哪些;

(3) 脊髓损伤的康复健康教育是什么。如何对脊髓损伤的患者进行健康教育?

【学习任务】

能力目标:学会脊髓损伤的康复护理措施和康复教育。

知识目标:掌握脊髓损伤的病因临床表现、分类、主要功能障碍;掌握其康复护理措施、康复教育。

素质目标:养成康复护理人员良好的心理素质。

脊髓损伤(spinal cord injury,SCI)是一种较常见的严重致残的损伤,是由各种原因引起的脊髓结构、功能的损害,造成损害部位以下的神经功能障碍或丧失。国外有资料显示,脊髓损伤导致残疾者占残疾患者的33%,年发病率在美国为30~32/100万,北京的调查结果显示,年患病率为6.0/100万。脊髓损伤的致病因素有两大类:外伤性和非外伤性。外伤性脊髓损伤为主要因素,交通事故占45.4%,高空坠落占16.8%,暴力损伤占16.3%,运动损伤占14.6%。外伤通常导致脊柱骨折或移位,骨折患者中约20%发生不同程度的脊髓损伤。一般情况下脊椎损伤严重,脊髓损伤也严重。非外伤性脊髓损伤为因炎症、变性、肿瘤、血管病变及先天性因素等引起的脊髓损伤。脊髓损伤的部位分节因受伤机制而不同,以胸腰段最多,据资料统计占50.6%,其次为颈椎占28.6%,T1~T10占18.2%,腰骶部占2.6%。根据脊髓损伤的程度不同,分为完全性脊髓损伤和不完全性脊髓损伤,前者脊髓损伤部位以下所有的运动、感觉及其他神经功能完全丧失。后者脊髓损伤未发生完全性贯穿性损伤,受损后仅影响一部分功能,部分功能仍然存在,在临床上有不同程度恢复的可能性。

脊髓损伤是一种可以导致终生残疾的损伤,患者主要是男性,男女比例为

(2.4~4):1,男性多与女性。由于脊髓损伤,造成损伤平面以下正常运动、感觉、自主功能障碍,使绝大多数患者往往生活不能自理,需要照顾。由于长期卧床,许多患者可以产生多种并发症,造成巨大的痛苦和心理障碍。随着康复医学和康复技术的发展,康复治疗已经介入脊髓损伤患者急性期处理,并成为慢性期最主要的治疗手段,患者的预后大有改观,有效的提高生存率,降低并发症发生率和残疾程度,促进功能恢复及尽量利用残存功能。大部分患者生活经过康复治疗后基本恢复自理、行动及工作能力,重返社会。

一、主要功能障碍

（一）运动障碍

表现为肌力、肌张力、反射的改变。肌力改变:主要表现脊髓损伤平面以下肌力减退或消失,造成自主运动功能障碍。颈段脊髓中央管周围神经组织的损伤导致的运动、感觉功能损伤和丧失称四肢瘫,表现为上肢、躯干、大腿及盆腔脏器的功能障碍。椎管内神经组织的损伤造成脊髓胸、腰或骶段的运动、感觉功能损害或丧失称截瘫,截瘫不涉及上肢功能。肌张力改变:主要表现脊髓损伤平面以下肌张力的增强或降低,影响运动功能。反射功能的改变:主要表现脊髓损伤平面以下反射消失、减弱或亢进,出现病理反射。

（二）感觉障碍

主要表现脊髓损伤平面以下感觉(痛温觉、触压觉及本体觉)的减退、消失或感觉异常。不完全性脊髓损伤:感觉障碍呈不完全性丧失,病变范围和部位差异明显;脊髓损伤部位在前,表现为痛、温觉障碍;脊髓损伤部位在后,表现为触觉及本体觉障碍;脊髓损伤部位在一侧,表现为对侧浅感觉障碍、同侧触觉及深部感觉障碍。脊髓完全性损伤:损伤平面以上可有痛觉过敏,损伤平面以下感觉完全丧失,包括肛门周围的黏膜感觉也丧失。但必须注意损伤平面以下远侧肢体有感觉异常、疼痛和感觉过敏等情况。

（三）括约肌功能障碍

主要表现膀胱括约肌和肛门括约肌功能障碍,表现为尿潴留、尿失禁和排便障碍。脊髓损伤早期膀胱无充盈感,呈无张力性神经源性膀胱,膀胱充盈过度时出现尿失禁。排便功能障碍是因结肠反射缺乏,肠蠕动减慢,导致排便困难,称神经源性大肠功能障碍。当排便反射破坏,发生大便失禁称弛缓性大肠。

（四）自主神经功能障碍

表现为排汗功能和血管运动功能障碍,出现高热及 Guttmann 征(张口呼吸,鼻黏膜血管扩张,水肿而发生鼻堵)、心动过缓、直立性低血压、皮肤脱屑及水肿、指甲松脆和角化过度等。

（五）并发症

下肢深静脉血栓形成、肌肉挛缩、关节变形、压疮、异位骨化、肺部感染等。

二、康复护理措施

脊髓损伤的康复护理是整个康复流程中极为重要的一个环节，整个康复护理始终围绕全面康复目标：最大限度的保留和发挥患者残存功能以代偿已经致残的部分，尽全力帮助患者恢复身体的功能，对防止并发症和继发性残疾的发生起着重要的作用。

（一）康复护理目标

1. 固定保护脊柱，避免脊髓和脊神经进一步损伤。
2. 保持呼吸道通畅，抢救生命。
3. 改善躯体活动能力和适应能力。
4. 预防和处理各种并发症。
5. 给患者和家属提供心理和情绪上的支持。
6. 直到患者正确使用辅助装置，促进患者尽早独立的完成自我生活照料，提高生活质量，回归社会。

（二）康复护理措施

脊髓损伤的康复护理是从"车轮子底下开始的"，即从损伤后即刻开始就应有康复的介入。从急救现场开始，一旦怀疑或确诊有脊髓损伤，要立即送往就近的并能处理脊髓损伤的医院及时救治，转运中要对患者先进行制动稳定，不要强行改变患者体位，搬运患者时最好使用平整的平板，若没有，至少要有三人以上参与，避免移动过程中损伤脊髓或加重脊髓损伤程度。切忌一人抱腿一人抱肩或一人背送的方式转运患者。转送前要对患者进行固定，特别注意要固定头、颈、腰，并用毛巾填充平板与患者腰背部之间的空隙，以免搬送过程中的移动。当对患者进行了可靠的制动固定后，要尽快将患者转移到就近能处理脊髓损伤的医院救治，争取在伤后 6 h，最晚在伤后 24 h 对患者进行手术治疗。

1. 入院后实施的康复护理

（1）体位护理：躯干和肢体的正确体位，有助于预防关节的挛缩和压疮，防止痉挛的发生。患者可以采用仰卧位或侧卧位，要求身体与床接触的部位应全部均匀地与床接触，避免局部压力过重而发生压疮。

①仰卧位　仰卧时髋关节伸展并轻度外展，可在患者两腿之间放置 1~2 枕头以维持轻度外展。膝伸展、踝背屈，以防止踝关节屈曲痉挛。上肢肩关节处于外展位，肩下垫枕，确保两肩不致后缩。双上肢放在身体两侧的枕头上，腕关节背伸约 45 度，保持功能位。手指处于微屈位，颈髓损伤者可以抓握毛巾卷，防止"猿手"发

生(见图2.3.1)。

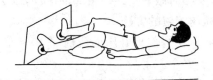
图2.3.1 仰卧位

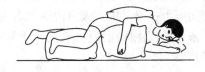
图2.3.2 侧卧位

②侧卧位 患者屈髋,屈膝呈屈曲位,双肩向前,一侧肩胛骨着床,肘关节屈曲,前臂旋后,上方的前臂放在枕头上。腕关节自然伸展,手指微屈。躯干放1枕头支撑。下方的髋、膝关节伸展,上方的髋、膝放置在枕头上。踝关节自然背屈,上方踝关节下垫一枕头(见图2.3.2)。

体位的保持最好使用各种枕垫,应准备各种大小不同的枕垫。急性期为了防止骨突出部位发生压疮,在骨突出附近和周围应用枕垫,使骨突出处不受压迫。为了防止足下垂,患者仰卧时可以采取在足侧放置一个支架,被子盖在支架上,以防止被子的重量压迫瘫痪的双足,现在一般不提倡使用足底板。

(2)定时变换体位:翻身可以改变血管内压,促进血液循环,预防压疮的发生、关节挛缩及静脉血栓的形成,也可以改善呼吸功能,有利于呼吸道分泌物的排出。在急性期应每2 h按顺序更换体位一次,在恢复期应每3~4 h更换体位一次。翻身时必须稳妥地托住患者再翻动,上下身沿身体轴线翻动,防止出现脊柱扭转。定期让患者处于俯卧位,使髋关节处于伸展位,以防止髋关节屈曲挛缩。翻身时,动作要稳妥、轻柔,不要将患者在床上拖动,防止皮肤摩擦。在恢复期,如患者不能完全自理的完成翻身动作,应协助翻身和变换体位,每次变换体位时要检查患者骨突部位的皮肤状况,床单要平整、清洁。对脊椎不稳定者,在损伤后24 h要使用动力床,防止脊柱再损伤;对脊椎稳定者,使用减压床、皮垫床或在普通床上加气垫,预防压疮。任何高级的翻身床不能代替人力翻身。

(3)预防呼吸道感染:维持呼吸道通畅,及时清除呼吸道分泌物。做好体位排痰,鼓励患者咳嗽、主动呼吸,有效地使用呼吸机参与呼吸动作的完成,以帮助患者捶背,痰不易排出时可用超声雾化吸入方式,使呼吸道湿润,利于排痰。有呼吸道感染者应积极抗炎对症治疗。

(4)预防压疮

①保持局部皮肤的清洁、干燥 每天温水擦洗皮肤1次,每周温水浴1~2次,洗后擦干。经常更换床单、保持床单的平整、干净、柔软、干燥,以减轻对皮肤的摩擦。皮肤的摩擦和剪力是发生压疮的危险因素。在搬动患者时应避免拖拉患者。尤其要做好大、小便后的清洗处理。

②减轻局部的压力　间歇性解除局部受压是预防压疮的首选措施。长时间坐位时可以通过患者主动运动进行局部减压,每小时做一些移动臀部的活动,以缓解局部的压力。康复护理人员协助患者完成减压练习的方法:

● 双手撑住床面或椅面,用力将肘部伸直,使臀部离开床面或椅面10 s左右,然后还原。

● 身体转向一侧,双手抓住同一侧的扶手,将一侧臀部抬高10 s左右,然后还原,双侧交替。

● 将一侧腿抬起放在另一侧的膝关节上,身体稍向前屈曲,使同侧臀部抬离椅面10 s左右,然后还原,双侧交替。

● 如果坐在轮椅上,一手抓住同侧轮椅的大轮,一手抓住对侧轮椅的扶手,抓住轮椅大轮的上肢将肘关节伸直,直至同侧臀部离开椅面

康复护理人员要教会患者及其家属检查和发现压疮:每天观察全身皮肤,特别是骨突出部位的颜色,一旦发现皮肤有红斑或颜色发暗,则需采取措施,防止局部组织进一步受压,直到局部颜色消退。

③加强营养　营养不良也是发生压疮的危险因素,摄入丰富的蛋白质、维生素可以预防压疮。

(5) 预防泌尿系统感染

①患者处于脊髓休克期时,应实施留置导尿,严格护理管理程序。②每周更换导尿管,每日消毒尿道口两次,及时清倒尿液,防止逆行感染,保持尿道通畅,防止导尿管滑落。

(6) 便秘的护理:指患者摄入高纤维饮食,养成定时排便的习惯,在身体状况允许的条件下多饮水,并进行排便功能的训练,以减少便秘和大便失禁发生的次数,经正确的护理患者能够学会排便护理的技术,自行管理大便排泄。

(7) 预防关节痉挛和畸形:早期进行瘫痪肢体的被动运动和肌肉牵伸训练,包括跟腱、小腿三头肌、腘绳肌和大腿内收肌等肌群的肌肉牵伸训练(见图2.3.3)。

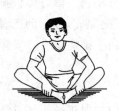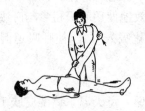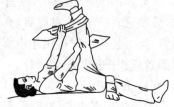

图2.3.3　肌肉牵拉训练

(8) 骨质疏松症的预防:长期卧床的脊髓损伤患者,可以引发骨质疏松症,有效的预防办法是,在有条件的情况下利用倾斜台、电动直立床及支架,让患者直立,

使其肢体受力负重,可以有助于骨质疏松症的改善。

(9) 预防体位性低血压:患者长期卧床,活动减少,容易引起体位性低血压。在病情许可下,应尽早可能地将患者由平卧位转移到半卧位或坐位,直至站立训练。可以从站立床开始,倾斜度开始为30°,每日2次,每次15 min。以无头晕等低血压症状为度,循序渐进增加倾斜度和站立时间。站立床适合C_5-T_{12}损伤的患者。

(10) 日常生活活动的训练和护理:ADL具体训练主要由康复治疗师来完成,康复护理人员主要是协助、督促和鼓励患者完成ADL的训练活动。

①督促、看护患者在康复治疗师的指导下完成各类ADL训练的内容,包括转移训练、生活自理训练、卫生能力训练、交流能力训练、排泄能力和方法的训练等。

②协助康复医生和康复治疗师安排好ADL训练的时间和内容。

③做好治疗前后的准备工作 训练前帮助患者排空大小便,对有气管插管、导尿管、集尿管或固定夹板等附着物的患者,在训练前做好固定,防止在训练时脱落。在训练时注意患者的反应,给予必要的支持。

④鼓励患者自我训练,自我保持正确体位,独立完成翻身、坐起,在控制好身体平衡以后,提高自理能力,尤其是各种卫生的清洁能力。要求患者学习长腿坐位,在此基础上学习穿脱衣裤、鞋袜。

⑤鼓励患者最大限度地参与日常护理活动,提高功能独立性。如自己取药、取水、自行服药,打针时自己脱裤子等。

(11) 轮椅使用的护理:康复护理人员要协助康复治疗师对患者完成轮椅的使用、轮椅性能的掌握,在轮椅与床之间完成体位转移的训练。教会患者完全地使用轮椅。

2. 心理护理

脊髓损伤致残率很高,对患者心理打击是巨大的,康复护理人员要细心地了解患者内心的状况,调查了解患者个人、事业、情感、生活、经济等方面的情况,给予体贴、关心、理解,并帮助他们重树生活的信心,严重的心理障碍患者及时配合心理治疗师、康复医生对患者进行心理治疗。

三、康复健康教育

脊髓损伤可能造成患者的终生残疾。随着现代医学和康复医学的发展,脊髓损伤患者的生存质量和生存时间明显延长,因此脊髓损伤者需要学习脊髓损伤的基本知识和自己解决问题的方法,减少再次入院的可能性和降低经济开支。需要康复护理人员为他们传授脊髓损伤康复护理、家庭康复护理、康复训练方面的知识、技能和经验。因此,康复健康教育是脊髓损伤康复成功的关键。

(一) 教育患者由"替代护理"过渡到"自我护理"。避免出现各种并发症,康复护理人员将自我护理的技巧教给患者。

（二）心理护理是整个康复过程中重要内容。向患者和家属传授如何调整脊髓损伤后的心理变化，如何树立信心战胜病魔。康复护理人员应教育、培养患者良好的心理素质，患者能主动配合医生、康复治疗师进行持续的康复训练，以保持康复疗效，尽量大能力完成生活的自理。

（三）向患者和家属传授最基本的康复训练、康复护理、生活照料的技能和方法。帮助患者制定长远的康复计划，预防并发症和二次残疾的发生。

（四）与患者建立比较密切的联系，定期与患者通过电话、网络交换信息，传授最新的康复技术和方法。与康复技术人员一起，对患者及其家庭环境提出无障碍设计的建议。

【考查案例】
张某，男，13岁，因和同学到某工地玩耍被巨石砸中腰部，致脊髓损伤。入院时双下肢不能行走，大小便失禁。请你列出康复护理计划。

技 能 训 练

技能一　导尿术

一、目的

（一）为尿潴留患者引流出尿液，以减轻患者痛苦。

（二）协助临床诊断，如留取未受污染的尿标本作细菌培养，测量膀胱容量、压力及检查残余尿液，进行尿道或膀胱造影等。

（三）为膀胱肿瘤患者进行膀胱化疗。

二、准备

（一）护士准备：衣帽整洁，修剪指甲，洗手，戴口罩。

（二）患者准备：

1. 患者和家属了解导尿的目的、意义、过程、注意事项及配合操作的要点。

2. 根据情况清洁外阴，做好导尿的准备。

（三）用物准备：

1. 无菌导尿包：内有弯盘2个，尿管10、12号各1根，小药杯1个（内盛4个棉球），血管钳2把，润滑油棉签或棉球瓶1个，标本瓶1个，孔巾1张，治疗巾1张。也可使用一次性导尿包：为生产厂商直接准备的已消毒灭菌的导尿用物，包括初步消毒、再次消毒和导尿用物。

2. 外阴初步消毒用物：治疗碗1个（内盛消毒液棉球10余个，血管钳或镊子1

把),弯盘1个,一次性手套一只。

3. 其他:无菌持物钳和容器1套,无菌手套1双,消毒溶液,小橡胶单和治疗巾1套,浴巾1条,便器及便器巾,护理车1辆,屏风。男患者需准备无菌纱布罐。

4. 导尿管的种类:一般分为单腔导尿管(用于一次性导尿)、双腔导尿管(用于留置导尿)、三腔导尿管(用于膀胱冲洗或向膀胱内滴药)三种。其中双腔导尿管和三腔导尿管均有一个气囊,以达到将尿管头端固定在膀胱内防止脱落的目的(见图2.3.4)。

图2.3.4　各种类型的导尿管

(四)环境准备:酌情关闭门窗,屏风遮挡患者。保持合适的室温。光线充足或有足够的照明。

三、操作步骤

(一)备齐用物推至床旁,查对床号、姓名,向患者解释目的,嘱能下地活动患者自行清洗外阴,不能者护士协助冲洗。

(二)取体位

女患者:操作者站患者右侧,帮助脱去对侧裤腿,盖在近侧腿部,对侧腿部用棉被遮盖,患者取仰卧屈膝位,两腿略向外展,露出外阴。

男患者:操作者站在患者右侧,患者取仰卧位,脱裤至膝关节下,垫橡胶单及治疗巾于臀下,两腿放平伸直略外旋。

(三)初次消毒外阴

女患者:垫橡胶单和治疗巾于臀下,弯盘置于近外阴处,治疗碗放于两腿间,左手戴手套,右手持血管钳夹消毒溶液棉球消毒阴阜和大阴唇,接着以左手分开大阴唇,消毒小阴唇及尿道口(上至阴阜,下至肛门),顺序由外向内,自上而下,每个棉球限用一次,棉球及手套用后置弯盘内,擦洗完毕后用物置护理车下层。

男患者:一手戴手套,一手持血管钳夹取棉球蘸消毒溶液依次擦洗阴阜、腹股沟、大腿内侧、阴囊、阴茎,然后戴手套的手用纱布裹住阴茎,将包皮向后推,自尿道口处向外向后旋转擦洗尿道口、龟头及冠状沟数次,一个棉球限用一次。污棉球及手套用后置于弯盘内移至护理车下层。

(四)开包铺巾:取无菌导尿包置患者两腿之间并依序打开,倒导尿消毒溶液于小药杯内,戴无菌手套,铺孔巾,使孔巾和导尿包包布连接形成一无菌区。

(五)再次消毒外阴

女患者:按操作顺序排列无菌用物,用石蜡油棉球润滑导尿管前端后置弯盘内备用,将另一弯盘移近外阴处,左手分开并固定小阴唇,右手持血管钳夹消毒液棉球消毒,消毒方法自上而下,由内向外,分别消毒尿道口及双侧小阴唇(尿道口须消毒两次),每个棉球限用一次,用过的血管钳、棉球置弯盘内移至床尾端包布边缘处,左手原位固定不动。

男患者:按操作顺序整理好用物,选择一根合适的导尿管并润滑导尿管前段置于弯盘内,左手用纱布包裹阴茎,将包皮后推露出尿道口,用消毒棉球再次消毒尿道口及龟头。

（六）插管

女患者:右手将盛导尿管的弯盘置孔巾孔旁,夹导尿管对准尿道口轻轻插入4～6 cm,见尿液流出再插入1 cm左右,松开左手,固定导尿管,将尿液引入无菌弯盘内,并留取中段尿标本,标本瓶盖严、放妥,弯盘内尿液需倾倒时,夹紧导尿管,导尿管不宜提得过高,将尿液倒入便盆内。

男患者:左手用无菌纱布固定阴茎并提起与腹壁成60°,使耻骨前弯消失（见图2.3.6）。右手持血管钳夹导尿管对准尿道口轻轻插入20～22 cm,见尿液流出再插入1～2 cm,将尿液引入无菌弯盘内,并留取中段尿液,如插管困难,应稍停片刻,或让患者做深呼吸,再缓缓插入,切忌暴力。

（七）拔管:导尿毕,拔出导尿管,撤下孔巾擦净外阴,脱去手套,放于弯盆内,撤去橡胶单治疗巾。

（八）整理:协助患者穿裤,整理床单位,清理用物,做好记录,将尿标瓶贴标签后送检,洗手。

四、注意事项

（一）用物必须严格消毒灭菌,按无菌操作进行,以防尿路感染。

（二）维护患者自尊,耐心解释,遮挡操作环境并防止患者受凉。

（三）为女患者导尿时,如导尿管误入阴道,应更换导尿管重新插入（见图2.3.5）。

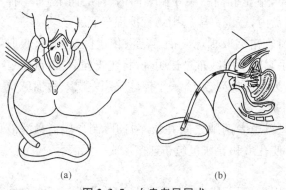

图2.3.5 女患者导尿术

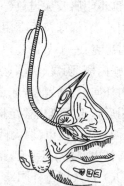

图2.3.6 男患者导尿提起阴茎和腹壁成60°

（四）导尿管粗细适宜,插管动作轻柔。插入导尿管时,动作要轻稳、切勿用力过重。遇有阻力,可稍待片刻,嘱患者张口做深呼吸,再徐徐插入,以免损伤尿道黏膜。

（五）若膀胱高度膨胀且又极度虚弱的患者，第一次放尿不应超过 1 000 ml，因为大量放尿，使腹腔内压力突然降低，血液大量滞留在腹腔血管内，导致血压下降而虚脱。也可能因膀胱内突然减压，引起膀胱黏膜急剧充血而发生血尿（见图 2.3.6）。

技能二　导尿管留置术

导尿管留置术是导尿后，将导尿管保留在膀胱内，持续引流出尿液的方法。可避免反复插管引起感染。

一、目的

（一）抢救危重、休克患者时正确记录尿量，测尿比重，以观察病情变化。

（二）盆腔脏器手术前，为患者引流尿液，排空膀胱，避免手术中误损伤。

（三）为尿失禁或会阴部有伤口的患者引流尿液，保持会阴部的清洁干燥，并训练膀胱功能。

（四）某些泌尿系统疾病手术后留置导尿管，便于引流和冲洗，并减轻手术切口的张力，促进切口的愈合。

二、准备

（一）护士准备：衣帽整洁，修剪指甲，洗手，戴口罩。

（二）患者准备：患者及家属了解留置导尿的目的、过程和注意事项，学会在活动时防止导管脱落的方法等。

（三）用物准备：同导尿术用物，另备无菌双腔气囊导尿管 1 根、10 ml 或 20 ml 无菌注射器 1 副，无菌生理盐水 10～40 ml，无菌集尿袋 1 只，橡皮圈 1 个，安全别针 1 个。普通导尿管需备宽胶布一段。

（四）环境准备：同导尿术。

三、操作步骤

（一）备齐用物推至床边，核对床号、姓名，向患者解释目的。

（二）清洁外阴，根据情况剃去阴毛，按导尿术插好导尿管。

（三）排出尿液后，夹住导尿管尾端，脱去手套，移开洞巾固定导尿管（根据具体情况选择一种）

1. 普通尿管固定法

男性：用 2 块蝶形胶布黏于阴茎两侧，再用细长胶布作半环形固定（开口向上），在距尿道口 1 cm 处用胶布将蝶形胶布的折叠端固定在导尿管（见图 2.3.7）。

女性：用长 12 cm、宽 4 cm 胶布上的 1/3 贴于阴阜上。下 2/3 剪成 3 条，中间 1 条绕于导尿管上，左右两侧的胶布条在导尿管下交叉分别黏到两侧大阴唇上（见图 2.3.8）。

2. 带气囊导尿管固定法（见图 2.3.9）

将导尿管插入膀胱后，见尿液流出再插入 5～7 cm，排尿后夹住导尿管末端。

根据气囊容积向气囊内注入等量的无菌生理盐水(或空气),夹紧气囊末端,轻拉导尿管以证实导管已固定。

(四)将导尿管末端连接集尿袋的引流管接头处,并开放导尿管,引流管留出足够翻身的长度,用橡皮圈和安全别针固定于床单上。

(五)将集尿袋妥善地固定在低于膀胱高度的床缘上(见图2.3.10)。

(六)协助患者穿好裤子,取舒适的卧位。整理床单位,清理用物,洗手,记录。

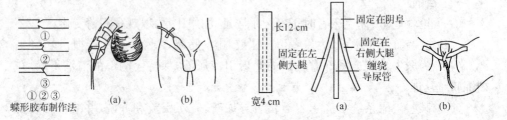

图 2.3.7　男患者留置导尿管固定法　　　图 2.3.8　女患者留置导尿管固定法

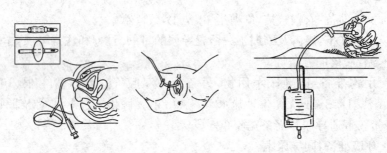

图 2.3.9　带气囊导尿管留置法　　　图 2.3.10　集尿袋的应用

四、注意事项

(一)保持引流通畅。引流管应放置妥当,避免导管受压、扭曲、堵塞。

(二)防止逆行感染。

1. 保持尿道口清洁,每日用0.1%新洁尔灭棉球擦拭尿道口1~2次;

2. 及时放出集尿袋内尿液,记录尿量,引流管及集尿袋均不可高于耻骨联合,切忌尿液逆流。

3. 每日更换集尿袋,每周更换导尿管1次。

(三)鼓励患者多饮水,常更换卧位,若发现尿液混浊,沉淀或出现结晶,应及时进行膀胱冲洗。每周查尿常规1次。

(四)训练膀胱功能。可采用间歇性阻断引流,使膀胱定时充盈、排空、促进膀胱功能的恢复。

(五)患者离床活动或作检查时,可携集尿袋前往。其方法:将导尿管固定于下腹部,保持集尿袋低于耻骨联合。亦可将导尿管与集尿袋分离,用无菌纱布包裹导尿管末端反折后以胶布扎紧,固定于下腹部;集尿袋开口端用无菌纱布包裹或套入无菌试管内,固定于床单上。患者卧床时,常规消毒两管开口端后接上。

技能三 大量不保留灌肠

一、目的

(一)解除便秘、肠胀气。

(二)清洁肠道,为肠道手术、检查或分娩作准备。

(三)稀释并清除肠道内的有害物质,减轻中毒。

(四)灌入低温液体,为高热患者降温。

二、准备

(一)护士准备:衣帽整洁,修剪指甲,洗手,戴口罩。

(二)患者准备:患者及家属了解大量不保留灌肠目的、过程和注意事项,配合操作。

(三)用物准备:治疗盘内备:灌肠筒一套(橡胶管和玻璃接管全长120 cm),筒内盛灌肠溶液,肛管见图2.3.11(24~26号),弯盘,止血钳(或液体调节开关),润滑剂,棉签,卫生纸,橡胶单及治疗巾(或一次性尿布),便盆及便盆巾,屏风,水温计。

灌肠溶液:0.1%~0.2%肥皂水,生理盐水。成人每次用量500~1 000 ml,小儿200~500 ml,溶液温度以39~41℃为宜,降温用28~32℃,中暑患者用4℃生理盐水。

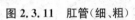

图2.3.11 肛管(细、粗)

(四)环境准备:关闭门窗,屏风遮挡。

三、操作步骤

(一)备齐用物携至床边,核对患者床号姓名,向患者解释操作目的,嘱患者排尿。

(二)患者取左侧卧位,双膝屈曲,裤脱至膝部,臂移至床沿,上腿弯曲,下腿伸直或微弯,垫橡胶单与治疗单于臀下。

(三)挂灌肠筒于输液架上,液面高于肛门40~60 cm,肛管前端涂润滑剂,肛管连接灌肠筒,排气,夹紧肛管,弯盘置于臀边。

(四)左手用手纸分开臀部,显露肛门,嘱患者深呼吸,右手持血管钳夹住肛管前端轻轻插入7~10 cm,松开左手固定肛管,松开血

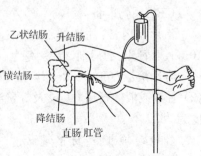

图2.3.12 大量不保留灌肠

管钳,让溶液缓缓流入,观察液面下降情况及患者反应(见图2.3.12)。

(五)溶液将流完时夹紧橡胶管,用手纸包住肛管拔出,放入弯盘内,擦净肛门,弯盘移至护理车下,穿裤,助患者平卧,保留5～10 min再排便。

(六)排便后取出橡胶单、治疗巾,整理床单位,撤去屏风,开窗换气,清理用物,记录灌肠结果,洗手。

四、注意事项

(一)维护患者的自尊,尽量少暴露患者。

(二)正确选择灌肠溶液。肝昏迷患者禁用肥皂液灌肠;充血性心力衰竭和水钠潴留患者禁用生理盐水灌肠;

(三)正确掌握溶液的量、温度、浓度和压力,为伤寒患者灌肠液量不得超过500 ml,压力要低(即液面不得高于肛门30 cm)。

(四)降温灌肠应保留30 min后再排出,排便后30 min测体温,并记录。

(五)灌肠过程中注意观察病情,如患者感觉腹胀或有便意,可适当降低灌肠液面高度以减慢流速或暂停片刻,嘱患者张口呼吸以放松腹肌,减低腹压。如患者出现脉速、面色苍白、出冷汗、剧烈腹痛、心慌气急,应立即停止灌肠,与医生联系给予处理。

(六)妊娠、急腹症、消化道出血和各种严重疾病晚期患者禁忌证灌肠。

技能四 小量不保留灌肠

一、目的

(一)软化粪便,为保胎孕妇、病重、年老体弱、小儿等患者解除便秘。

(二)排出积气,为腹部及盆腔手术后肠胀气患者排除肠道积存气体,减轻腹胀。

二、准备

(一)护士准备:衣帽整洁,修剪指甲,洗手,戴口罩。

(二)患者准备:患者及家属了解小量不保留灌肠目的、过程和注意事项,配合操作。

(三)用物准备:

治疗盘内备:注洗器、量杯或小容量灌肠筒、肛管(20～22号)、温开水5～10 ml、血管钳、润滑剂、棉签、弯盘、卫生纸、橡胶单、治疗巾、便盆、便盆巾、屏风。

常用溶液:(1)"1.2.3"溶液(50%硫酸镁30 ml、甘油60 ml、温开水90 ml)。(2)甘油或液体石蜡60 ml及等量温开水。(3)各种植物油120～180 ml。溶液温度为38℃。

(四)环境准备:安全、隐蔽。

三、操作步骤

(一)备齐用物携至患者床旁。解释并核对后,关好门窗、遮挡患者。

(二)协助患者取左侧卧位,双膝屈曲,裤脱至膝部,臀部移至床沿,垫橡胶单和治疗巾于臀下。

(三)将弯盘置于臀边,用注洗器抽吸药液,连接肛管,润滑肛管前端,排气夹管。

(四)一手持手纸分开臀裂,暴露肛门口,嘱患者深呼吸,另一手将肛管轻轻插入直肠7~10 cm。

(五)固定肛管,放开血管钳,缓缓注入溶液,注毕夹管,取下注洗器再吸取溶液注入,如此反复直至溶液注完。

(六)注入温开水5~10 ml,抬高肛管尾端,使管内溶液全部流入。

(七)夹管或反折肛管,用手纸包住肛管轻轻拔出,放入弯盘内。

(八)擦净肛门,协助患者取舒适卧位,属其尽量保留溶液10~20 min再排便。

(九)协助患者排便,整理床单位,清理用物、洗手记录。

四、注意事项

(一)灌肠时插管深度为7~10 cm,压力宜低,灌肠液注入的速度不得过快。

(二)每次抽吸灌肠液时应夹住肛管,防止空气进入肠道,引起腹胀(见图2.3.13)。

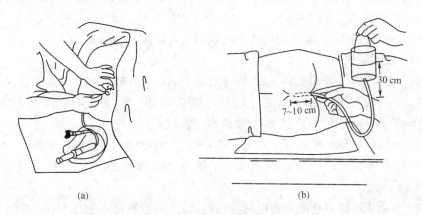

图2.3.13 小量不保留灌肠

技能五 保留灌肠

保留灌肠:将药液灌入到直肠或结肠内,通过肠黏膜吸收达到治疗的目的。

一、目的

镇静、催眠及治疗肠道感染。

二、准备

(一)护士准备:衣帽整洁,修剪指甲,洗手,戴口罩。

(二)患者准备:理解灌肠的目的与过程,愿意配合。

（三）用物准备：治疗盘内用物同小量不保留灌肠。选择较细肛管（20号以下）。

常用溶液：药物及剂量遵医嘱准备，一般镇静催眠用10％水合氯醛；肠道抗感染用2％小檗碱、0.5％~1％新霉素或其他抗生素。灌肠溶液不超过200 ml，溶液温度38℃。

三、操作步骤

（一）备齐用物携至床旁，核对、解释；关闭门窗、遮挡患者；嘱患者排尿、排便。

（二）根据病情选择不同的卧位：慢性细菌性痢疾取左侧卧位，阿米巴痢疾取右侧卧位。双膝屈曲，褪裤至膝部，臀部移至床沿。垫橡胶单和治疗巾于臀下，用小枕垫高臀部约10 cm。

（三）将弯盘置于臀边，用注洗器抽吸药液，连接肛管，润滑肛管前端，排气夹管。

（四）一手持手纸分开臀裂，暴露肛门口，嘱患者深呼吸，另一手将肛管轻轻插入直肠10~15 cm。固定肛管，松开血管钳，缓缓注入药液。药液注入完毕后，再注入5~10 ml温开水，并抬高肛管末端夹管。

（五）拔出肛管，用手纸在肛门处轻按揉，嘱患者尽量忍耐，保留药液在1 h以上。

（六）整理床单位，清理用物洗手。观察患者反应，并做好记录。

四、注意事项

（一）灌肠前了解病变部位，以便选用适当的卧位和插入肛管的深度。

（二）为提高疗效，操作中护士应掌握"细、深、少、慢、温、静"的操作原则，即：肛管细，插入深，液量少，流速慢，温度适宜，灌后静卧。

（三）肛门、直肠、结肠等手术后患者，排便失禁者均不宜做保留灌肠。

（四）保留灌肠前嘱患者排便或给予排便性灌肠一次，以减轻腹压及清洁肠道，便于药物吸收。

（五）肠道病患者在晚间睡眠前灌入为宜，灌肠时臀部应抬高10 cm，利于药液保留，卧位根据病变部位而定，如慢性痢疾病变多在乙状结肠和直肠，故采用左侧卧位为宜，阿米巴痢疾病变多见于回盲部，应采取右侧卧位，以提高治疗效果。

技能六　肛管排气法

肛管排气法是将肛管由肛门插入直肠，排除肠腔内积气的方法。

一、目的

排出肠腔积气，减轻腹胀。

二、准备

（一）护士准备：衣帽整洁、洗手、戴口罩。

（二）患者准备：理解肛管排气的目的，愿意配合。

（三）用物准备：治疗盘内备：肛管（26号）、玻璃接头、橡胶管、玻璃瓶（内盛水3/4满）、瓶颈系带、润滑油、棉签、胶布条（1 cm×15 cm）、橡皮圈及别针、卫生纸、弯盘、屏风。

（四）环境准备：安全，隐蔽。

三、操作步骤

（一）携用物至床旁，核对并解释；酌情关闭门窗，屏风遮挡。

（二）协助患者取左侧卧位或平卧位，双膝弯曲，脱裤至膝部，注意减少暴露。

（三）将玻璃瓶系于床边，橡胶管一端插入玻璃瓶液面下，另一端与肛管相连。

（四）润滑肛管前端，嘱患者张口呼吸，左手取卫生纸分开臀裂，右手将肛管轻轻插入直肠 15~18 cm，用胶布固定肛管，橡胶管留出足够长度用别针固定在床单上。

（五）观察和记录排气情况，如排气不畅，帮助患者更换体位或按摩腹部。

（六）保留肛管不超过 20 min，拔出肛管，清洁肛门。

（七）协助患者取舒适的体位，询问患者腹胀有无减轻，整理床单位。

（八）清理用物：洗手、记录。

四、注意事项

长时间留置肛管，会减弱肛门括约肌的反应，甚至导致括约肌永久性松弛，必要时可隔几小时后再重复插管排气（见图 2.3.14、图 2.3.15）。

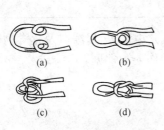

图 2.3.14　瓶口系带

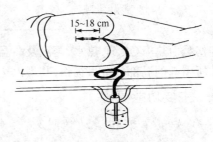

图 2.3.15　肛管排气法

（随州职业技术学院　廖文玲）

学习子情境四 烧伤的康复护理技术

【引导案例】

男性病人,19岁。不慎被开水烫伤右前臂,右小腿及右足,局部疼痛,水疱破裂,基底潮湿,均匀发红。请你分析下病人烧伤的面积及深度,并提出康复护理措施。

【学习任务】

能力目标:学会烧伤的康复护理方法和康复教育;学会常用无菌技术的操作方法。

知识目标:烧伤的概念、主要功能障碍;烧伤的康复护理方法和康复教育。

素质目标:养成康复护理人员良好的心理素质;操作中严格执行无菌操作原则,培养无菌观念。

烧伤是由热力(火焰、热水、蒸汽及高温金属)、电流、放射线以及化学物质作用于人体所引起的局部或全身损伤,其中以热力烧伤最为常见。

一、主要功能障碍

(一)关节挛缩和活动受限

患者长期处于不适当的体位、因维持舒适体位或制动时间过长,均会出现关节内外纤维组织的挛缩或瘢痕黏连;植皮和皮肤的收缩可形成永久性关节挛缩,进一步加重肢体活动障碍;儿童烧伤后瘢痕组织通过关节,导致骺板部分或全部提早闭合、骨生长障碍或畸形生长,造成关节活动障碍。

(二)肌肉萎缩和肌力下降

烧伤后患者全身情况差、惧怕疼痛及长期卧床或制动,引起失用性肌萎缩;部分患者的深度烧伤损伤周围神经,出现所支配的肌肉失去神经营养作用,发生神经源性肌萎缩。

（三）日常生活活动障碍（见表）

表　barthel 指数评定内容及记分法

ADL 项目	自　理	稍依赖	较大依赖	完全依赖
进食	10	5	0	0
洗澡	5	0	0	0
穿衣	5	0	0	0
控制大便	10	5	0	0
控制小便	10	5	0	0
上厕所	10	5	0	0
床椅转移	15	0	5	0
行走（平地 40 m）	15	10	5	0
上下楼梯	10	5	0	0

评分结果：60 分以上者生活基本自理，40～60 分者生活需要很大的帮助，20 分以下者生活完全需要帮助。

大面积烧伤的病人创面愈合慢，创面愈合后的瘢痕增生和挛缩常引起运动功能障碍，影响患者日常生活活动。评定烧伤病人的日常生活活动能力标准化的评定量表为 barthel 指数评定和 katz 指数评定，其中 barthel 指数评定简单可信度高，灵敏度高，并可预测治疗效果、住院时间和预后。

（四）烧伤瘢痕

深达皮肤真皮层的烧伤，会在烧伤部位出现瘢痕增生和瘢痕挛缩。烧伤瘢痕主要引起的功能障碍有毁容、影响日常生活活动、发生运动功能障碍以及以上情况所引起的精神情绪障碍。

（五）精神情绪障碍

烧伤后，患者由于疼痛、隔离、不能自理、毁容和身体畸形、经济上的压力等原因感到痛苦，产生强烈的情绪反应。早期患者表现为焦虑、恐惧、失眠、头痛等，随后进入恢复心理平衡，控制情绪紊乱的安定阶段；之后患者注意力转向烧伤对自己的影响上。由于存在不同程度的躯体和精神创伤，患者自信心、自尊心都受到一定得损伤，常会丧失生活信心、有很强的依赖性。

二、康复护理措施

（一）康复护理目标

大面积烧伤患者的伤情严重而复杂，早期以抢救生命和促进创面愈合为主，其目标为：减轻痛苦，预防休克和控制感染，促进创面愈合，预防关节挛缩，维持肌力和耐力。制动期康复目标为：保持肢体正确位置，预防静脉炎、肺炎、挛缩等并发症，纠正患者的心理障碍。愈合成熟期康复目标为：控制瘢痕增生，恢复肢体功能，恢复肌力和耐力,促使患者早日重返家庭和社会。

(二) 护理措施

1. 关节挛缩和活动范围护理措施

(1) 体位摆放和矫正器的应用

由于烧伤后患者长期屈曲和内收的舒适体位,极易导致肢体挛缩畸形,因此抗挛缩体位多为伸展位,但对不同的烧伤部位,体位摆放也有差异。有条件的可应用矫形器帮助体位摆放。在体位固定和应用矫形器期间,每日至少两次除去矫形器,观察创面情况。大面积烧伤患者每隔 2 h 变换体位 1 次,需要时可用翻身床、汽水混合床等。

(2) 运动疗法 烧伤患者若病情稳定,应尽早开始运动疗法,运动疗法具有增加关节活动度、改善血液循环、减轻水肿作用,开始宜少量多次进行。制动期植皮后制动肢体 7~9 日可在辅助下做主动运动,9~12 日可做被动伸展运动,并逐步增加活动范围。其余非制动肢体的活动不受影响。对瘢痕部位关节进行牵引治疗,可有效地预防瘢痕挛缩。对患者各关节做全范围被动活动练习,每天至少 3~4 次,每一关节活动至少 10 次,要求达到全关节活动范围。能自行活动的患者可进行主动活动和助力活动,身体情况允许的患者鼓励早期下床和做最大范围的主动活动,必要时给予辅助具,还可进行等长、等张和抗阻训练,着重提高肩关节周围肌群和股四头肌力,以提高上肢活动范围和下肢支撑能力。对长期卧床有呼吸道损伤的患者应指导患者进行呼吸训练,主要训练腹式呼吸,一日多次,配合体位引流、胸部扣拍等,以促进排痰,减少肺部并发症。愈合成熟期,为防止关节挛缩关节活动范围变小,可采用运动疗法。具体方法:按摩、水疗、关节松动术、徒手体操、器械运动和牵伸瘢痕组织。

2. 烧伤瘢痕护理措施

(1) 早期主要是皮肤护理、姿势护理。

(2) 加压疗法:压力治疗可减轻瘢痕增生,软化或消除瘢痕。压力治疗包括弹力绷带包扎、烧伤压力衣、压力套,局部加压的弹性物。伤后 10~21 日已愈合的部位考虑给予压力治疗,压力治疗过程中应注意清洗愈合创面。

处理创面时,应着重注意无菌技术。

(3) 外用药物:涂抹外用药物可抑制瘢痕增生,软化瘢痕。

3. 精神情绪障碍护理措施

烧伤病人伤后制动,使其独立性减少,而产生焦虑和挫折感,护理人员应向患者介绍正常伤口的愈合过程,植皮后局部皮肤和关节功能的发展转归,鼓励患者战胜疾病,积极进行功能锻炼;患者因害怕疼痛和担心生活发生改变,而产生焦虑和挫折感恐惧、烦躁,护理人员应劝解病人直面生活,积极配合治疗;患者因担心毁容和残疾而产生悲哀、抑郁、丧失生活信心、甚至厌世的心理问题,护理人员应及时疏导配合医生进行行为矫正治疗;护理人员应鼓励患者自我护理,尽可能生活自理,增强生活独立性,逐树立自信心,尽早回归社会。

4. ADL训练

烧伤病人日常生活活动能力下降,必须持续日常生活活动训练。具体方法:

(1) 翻身训练　大面积烧伤患者创面愈合后即可开始翻身训练,先训练仰卧位向俯卧位翻身再训练俯卧位向仰卧位翻身。

(2) 洗漱和吃饭动作训练　手的创面愈合,肘关节的屈曲功能达到90°左右,即可训练患者自己洗漱和吃饭,训练吃饭,先训练用患手握匙叉在训练用筷子吃饭。

(3) 离床训练　长期卧床的患者在准备离床下地活动前,先在床上坐适应性训练如床上坐起,两下肢垂于床边,每日数次。2~3日后训练原地站立后,可在病房内走动,然后逐步到病房外走动。

(4) 如厕训练　下肢烧伤的病人如厕不能自理,需进行如厕训练。先训练坐椅入厕,然后逐渐降低坐椅高度,直至患者能坐或蹲独立如厕。

三、康复健康教育

向患者及家属介绍病情,解释烧伤可能出现的主要功能障碍,及其治疗的必要性,鼓励患者配合康复治疗及护理;功能训练不能随心所欲,应按指定的程序进行;密切观察创面情况,防止压疮发生;鼓励烧伤患者自我护理,力争护理与自我护理相结合。

【考查案例】

【病史】　女性病人,32岁。因全身多处酒精火焰烧伤2 h于2009年11月5日入院。送入医院发现颜面、胸腹、两臂、双手、两小腿、双足均有烧伤,背部也有散在烧伤约三手掌大小。可见烧伤处表皮下积薄液,有些水疱较小,有些创面无水疱,无弹性,干燥如皮革样,痛觉迟钝,有拔毛痛,局部温度略低。未做任何处理立即被家人送往医院,以"大面积烧伤"收住院。

【体格检查】　现神志清楚,精神较差,痛苦面容,面色苍白,皮肤湿冷,T 36.5℃,P 110次/min,R 40次/min,BP 60/40 mmHg(8.0/5.3 kPa),尿量10 ml/h。专科检查:创面位于头面颈、躯干、四肢及会阴,面积约为53%,可见散在大小不等的水疱,部分表皮剥脱,基底红白相间,散在有苍白色,触痛迟缓,创面肿胀明显,渗液较多。

【辅助检查】　查血发现PCV 56%,WBC 1.5×10^9/L;尿比重达1.030,影像学检查无异常发现。

问:如何对患者进行康复护理?

技能训练

技能一　无菌技术基本操作法

一、目的

保持无菌物品及无菌区域不被污染、防止病原微生物侵入人体或传播给他人。

二、准备

（一）护士准备：衣、帽、鞋、口罩穿戴整齐、洗手、修剪指甲。

（二）用物准备：无菌容器及持物钳，敷料缸，棉签，消毒液，无菌溶液，无菌巾包，无菌物品包，有盖方盘或贮槽内盛无菌物品，无菌手套，弯盘，笔，抹布（操作前半小时湿抹治疗盘），另备清洁治疗盘2个。

（三）环境准备：清洁、干燥、宽阔，操作前半小时停止清扫地面，避免不必要的人群流动。

三、操作步骤

（一）无菌持物钳的使用

1. 洗手、戴口罩，检查有效期；
2. 将浸泡无菌持物钳的容器盖打开；
3. 手持无菌持物钳，将钳移至容器中央，使钳端闭合，垂直夹取无菌物品；
4. 使用时保持钳端向下，不可倒转向上；
5. 用后闭合钳端，立即垂直放回容器，浸泡时轴节打开；
6. 到距离较远处取物时，应将持物钳和容器一起移至操作处，就地使用；
7. 无菌持物钳及其浸泡容器每周清洁、消毒一次，同时更换消毒液，使用频率较高的部门应每日清洁、灭菌，若是干燥法保存，应每4 h更换1次。

（二）无菌容器的使用

1. 洗手、戴口罩检查无菌容器标签、灭菌日期；
2. 取用时，打开容器盖，平移离开容器，内面向上置于稳妥处或拿在手中，用无菌持物钳从无菌容器中夹取无菌物品。
3. 取物后，立即将盖反转，使内面向下，移至容器口上盖严。
4. 手持无菌容器（如治疗碗）时，应托住容器底部，手指不可触及容器的边缘和内面。

（三）无菌包的使用

1. 洗手、戴口罩。
2. 包扎或打开无菌包。

包扎法：

将物品放于包布中央，用包布一角盖住物品，左右两角先后盖上并将边角向外翻折，盖上最后一角后以"十"字形扎妥，或用化学指示胶带贴妥。

开包法：

(1) 检查无菌包的名称、灭菌日期、灭菌效果及包布有无潮湿或破损。

(2) 将无菌包平搁在清洁、干燥、平坦的操作台面上，解开系带，卷放在包布下，按原折顺序逐层打开无菌包。

(3) 用无菌钳夹取所需物品，放在事先准备的无菌区内。

(4) 如包内物品未用完，按原折痕包好，"一"字形捆扎好，并注明开包日期及时间，包内所剩物品在 24 h 内有效。

(5) 如需将包内物品全部取出，可将包托在手上打开，另一手将包布四角抓住，稳妥地将包内物品投放在无菌区内。

(四) 铺无菌盘

1. 洗手、戴口罩。
2. 取无菌治疗巾包，包内治疗巾的折叠。

纵折法：治疗巾纵折两次，再横折两次，开口边向外。

横折法：治疗巾横折后纵折，再重复一次。

扇形折法：先纵向扇形折叠成 4 折，再横向扇形折叠成 16 开长方块。

3. 铺盘：取治疗盘放于操作台上。

单巾铺盘：

(1) 打开无菌巾包，用无菌钳取出一块无菌巾双层平铺于盘上，保持内面无菌，双手捏住无菌巾上层外面两角，呈扇形四折叠于一侧，开口边向外，暴露无菌区。

(2) 放入无菌物品后，手持治疗巾上层外面的两角，拉平覆盖于无菌物品上，上下层边缘对齐，将开口处向上翻折 2 次，两侧边缘向下翻折 1 次，四周露出治疗盘边缘。

(3) 也可扇形 3 折成双层底，其余折法同上。

双巾铺盘：

(1) 打开无菌巾包，用无菌钳取出一块无菌巾，双手持巾的近身一面两角，由对侧向近侧平铺在治疗盘上，无菌面向上。

(2) 放入无菌物品，依法夹取另一块无菌巾，由近侧向对侧覆盖于盘上，无菌面朝下，两巾边缘对齐，四周超出治疗盘部分分别向上翻折 1 次，注意不暴露无菌区。

4. 操作时，先打开翻折部分，再用双手捏住盖巾两角的外面，由对侧向近侧或向侧边扇形折叠，开口边向外，暴露无菌物品既可进行操作，注意不跨越无菌区。

5. 无菌盘铺好后，不宜放置过久，有效期为 4 h。

（五）取用无菌溶液法

1. 洗手、戴口罩。

2. 取出无菌溶液瓶，擦净瓶外灰尘，核对瓶签上的溶液名称、浓度、剂量和有效日期，然后检查瓶盖有无松动、瓶身有无裂缝、溶液有无混浊、沉淀或变色等。用启瓶器撬开铝盖，用一手拇指与示指或双手拇指将橡胶塞边缘向上翻起。

3. 一手示指和中指套住橡胶塞，将其拉出，另一手拿溶液瓶；瓶签朝掌心，倒出少量溶液冲洗瓶口，再由原处倒出适量溶液至事先备好的无菌容器中。

4. 倒毕塞好橡胶塞，消毒橡胶塞翻转部分后翻下盖好，在瓶签上注明开瓶日期和时间，瓶内剩余溶液在 24 h 内有效。

5. 如取烧瓶内无菌溶液解开系带，手拿瓶口盖布外面，取出瓶塞，倾倒溶液的方法同上。

（六）戴无菌手套

1. 修剪指甲、洗手、戴口罩。

2. 核对无菌手套袋外的号码、无菌日期及灭菌质量。

3. 手套袋平放于清洁、干燥桌面上打开，取出滑石粉包，涂于双手上。

4. 一手掀开手套袋开口处，另一手捏住一只手套的反折部分取出手套，对准五指戴上。

5. 再以戴好手套的手指插入另一只手套的反折内面，取出手套，同法戴好，将两手套的翻转部分翻下，套在工作衣袖的外面。

6. 脱手套时，一手捏住另一手套腕部外面，翻转脱下，再以脱下手套的手插入另一手套内，将其往下翻转脱下。

7. 污手套放入消毒液内浸泡、整理用物、洗手。

四、注意事项

1. 操作中严格按照无菌操作原则进行，培养无菌观念。

2. 注意区分无菌区与有菌区、无菌物品与有菌物品，防止交叉感染（见图 2.4.1～图 2.4.4）。

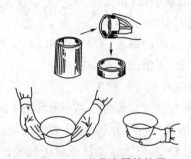

图 2.4.1　无菌容器的使用

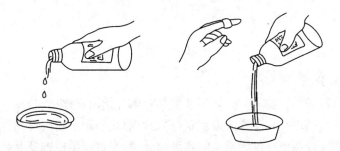

图 2.4.2　取用无菌溶液法

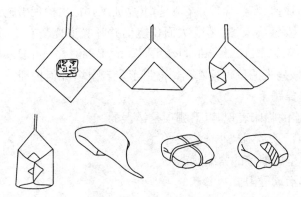

图 2.4.3　无菌包使用法

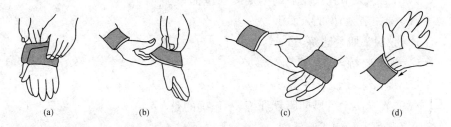

(a)　　　　　　(b)　　　　　　(c)　　　　　　(d)

图 2.4.4　戴无菌手套法

（随州职业技术学院　廖文玲）

习 题

一、案例分析

【病例一】 陈某,女,65岁,6年前髋部双侧开始出现疼痛,且反复发作。开始以为是风湿性关节炎,并没有太多在意,只是口服止痛药来缓解疼痛。一个月前关节疼痛不能缓解,甚至行走困难。前往医院就诊,经过医生检查及照片显示股骨头坏死,关节完全变形,建议进行人工髋关节置换手术。

该患者进行康复评定,需要进行哪些康复训练并拟出护理措施?

【病例二】 女性病人,32岁。大面积烧伤并呼吸道烧伤6小时,现神志淡漠,面色苍白,皮肤湿冷,P110次/min,R40次/min,BP60/40 mmHg(8.0/5.3 kPa),尿量10 ml/h。该病人的护理诊断/合作性问题有哪些,如何护理?

二、单项选择题

1. 关节挛缩的临床表现,以下哪项是错误的 ( )
   A. 关节活动范围减小或丧失
   B. 肢体呈屈曲位的紧缩状态
   C. 肢体活动受限
   D. 有自愈倾向

2. 人工全髋关节置换术后的早期运动包括 ( )
   A. 踝关节主动屈伸练习
   B. 股四头肌登账练习
   C. 深呼吸练习
   D. 步态练习

3. 髋关节置换术后早期康复训练,不正确的是 ( )
   A. 避免上身向术侧倾斜
   B. 保持术侧肢体外展
   C. 保持术侧肢体内收位
   D. 保持术侧髋关节主动伸直动作

4. 脊髓损伤在哪一平面以下,患者才具有正常的呼吸功能_____。
   A. 颈5   B. 胸7
   C. 胸9   D. 胸11

5. 脊髓损伤早期处理,伤后_____小时以内是治疗的黄金时期。
   A. 4   B. 6
   C. 12   D. 24

6. 脊髓损伤患者预后影响主要因素不包括_____。
   A. 损伤后开始运动训练的时间
   B. 脊髓损伤的节段
   C. 损伤后的肌力情况
   D. 脊髓损伤的病因
7. 脊髓损伤自主性反射障碍（AD）常发生于哪一节段或以上的脊髓损伤患者 （ ）
   A. 颈7   B. 胸3
   C. 胸6   D. 胸9
8. 烧伤患者的瘢痕护理不正确的是 （ ）
   A. 皮肤护理   B. 加压疗法
   C. 呼吸训练   D. 外用药物用药护理
9. 铺无菌盘时，除哪项外都是正确的
   A. 以无菌持物钳夹取治疗巾
   B. 注意使治疗巾边缘对齐
   C. 治疗巾开口部分及两侧反折
   D. 有效期不超过6 h
10. 骨折后第二阶段的康复护理以下不包括 （ ）
    A. 改善关节活动度
    B. 恢复ADL能力
    C. 肌力训练
    D. 等长收缩练习
    E. 配合器械或支架做辅助训练
11. 骨折金属内固定术后，减轻肢体肿胀的物理治疗应为 （ ）
    A. 红外线   B. 超短波
    C. 微波   D. 短波
    E. 紫外线

三、简答题
1. 关节挛缩康复护理的要点有哪些？
2. 髋关节置换术后保护技术包括哪些？
3. 请写出脊髓节段与椎骨序数的对应关系。
4. 请问脊髓损伤康复的两个要点是什么？
5. 对于脊髓损伤患者如何预防体位性低血压？
6. 简述烧伤的现场急救原则。

7. 试比较一下暴露疗法和包扎疗法的优缺点,适用对象,应做好哪些护理工作?
8. 骨折后的康复护理目标是什么?
9. 简述骨折的临床表现?
10. 骨折的治疗原则是什么?
11. 论述牵引的护理。
12. 试述骨折病人功能锻炼的原则及锻炼的方法。

学习情境三

"残"的康复护理技术

学习子情境一　脑性瘫痪的康复护理技术

【引导案例】

张某,男,3岁,于2007年6月17日入院,病情:出生时窒息,曾抢救,有先天性二尖瓣缺损,目前尚不能独站,回爬不协调,检:左侧下肢内收肌张力略高,双足外翻,左侧踝阵挛。临床诊断:脑性瘫痪。主要问题:(1)左侧下肢内收肌张力略高;(2)兔跳样回爬;(3)不能独站。

问:该患者康复治疗的目的是什么?如何进行康复训练?

【学习任务】

能力目标:能对患者进行ADL(日常生活活动)评定,指导患者进行ADL训练,能指导患者对家庭环境改造,能对患者和家属进行康复教育和咨询。

知识目标:掌握不同类型脑瘫患者的主要功能障碍、训练方法及康复护理措施,熟悉脑性瘫痪临床基础知识,了解二级、三级医院的康复情况。

素质目标:逐步培养学生的人际沟通能力,明确康复训练和康复护理的治疗过程,使学生养成良好的职业道德和行为规范,对特殊类型患者要爱心、关心和耐心,注意他们的心理康复,培养学生的管理能力、组织能力、自学能力和综合分析问题的能力。

脑性瘫痪(cerebral palsay,CP)简称脑瘫,是自受孕开始至婴儿期非进行性脑损伤和发育缺陷所致的综合征,主要表现为中枢性运动障碍及姿势异常,常伴有智力缺陷、癫痫、行为异常、精神障碍及视、听觉、语言障碍等症状。

【课堂互动】
你认为脑瘫患儿会出现哪些临床表现?

脑瘫的发病率在世界范围内约为0.15%～0.4%,平均为0.2%。我国幅员辽阔,据文献报道,我国脑瘫发病率约为0.18%～0.4%,城乡差别不大,男性略高于女性。随着新生儿急救医学的发展,早产儿、低体重儿成活率的提高,以及环境变化等因素,使脑瘫的发病率和患病率没有明显下降趋势,脑瘫是小儿最常见的致残疾病之一,严重影响儿童的身心发育,给家庭和社会带来沉重负担。脑瘫患儿康复的基本目标就是应用综合康复技术,对其进行全面的康复治疗和护理,帮助他们获得最大的运动、智力、语言和社会适应能力,改善生存质量,以适应家庭和社会生活。

一、病因

引起脑性瘫痪的直接原因是脑损伤和脑发育缺陷,很多原因都可以构成高危因素,简单的可将其分为先天因素和妊娠期、分娩时、新生儿期的伤害因素。大致归纳如下:

(一) 遗传因素

染色体出现数目畸变或结构畸变、基因突变或先天性代谢缺陷时就可产生先天性畸形,表现出个体的发育异常。

(二) 妊娠期因素

1. 母体遭受感染

母体在胚胎期遭受风疹、巨细胞病毒、弓形体病、梅毒、单纯疱疹病毒、EB 病毒等感染通过胎盘侵及胎儿产生先天性感染与畸形。

2. 妊娠时的环境因素

胚胎在母体子宫内发育时,极易受外界环境因素如物理、化学或生物因子的影响,尤其对 8 周以内的胚胎更为敏感,引起胚胎的分化发育障碍,产生先天性畸形。

(1) 物理因素 最常见的物理性致畸因子有射线、机械因素、高温、严寒、微波、缺氧等。

(2) 化学因素 许多药物和环境污染物对胎儿发育有致畸作用。这和药物的性质、毒性、剂量、给药方式、作用时间等有关,也和胚胎月龄有关。致畸药物的种类繁多,常见的有:抗肿瘤药、抗凝血药、有机汞、酒精等。

3. 母体患慢性疾病

妊娠期的低氧血症、营养障碍,是直接或间接导致脑性瘫痪的原因。如妊娠高血压综合征、心力衰竭、大出血、休克、重度贫血、胎盘异常、糖尿病、肺结核、慢性肝炎、慢性肾炎等。

(三) 产时因素

滞产,手术操作不当,脐带血流阻断,胎盘异常,新生儿窒息,巨大儿等。

(四) 新生儿期疾病的影响

新生儿期呼吸障碍、惊厥,高胆红素血症,中枢神经系统感染,新生儿维生素 K 缺乏,引起颅内出血等。

脑瘫的病因较为复杂,从出生前、围产期到出生后均可致病,脑瘫的最重要致病因素是胎儿脑缺氧或脑部血液灌注量不足。在我国引起脑瘫的主要危险因素有:胎儿发育迟缓、早产儿、低出生体重儿、胎儿宫内窘迫、新生儿窒息、新生儿缺血缺氧性脑病、低血糖症和高胆红素血症等。

幼儿神经发育评估表（一）

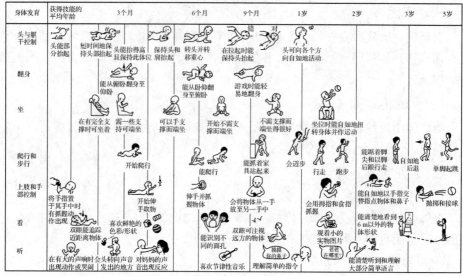

幼儿神经发育评估表（二）

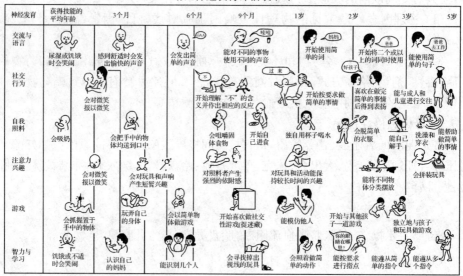

二、主要功能障碍

（一）运动障碍

脑瘫患儿的运动发育一般不能达到同龄正常儿的发育水平，常表现为运动模式及姿势异常、原始反射延迟消失、肌张力异常等，不同类型的脑瘫患儿其运动功能障碍表现不同。

1. 痉挛型

最常见,约占脑瘫患儿的 2/3,主要损伤部位是锥体系,主要表现为上肢屈肌张力增高,下肢以伸肌、内收肌张力增高。四肢瘫者上肢关节均呈屈曲性痉挛,肩关节内收、内旋,肘、腕、指关节屈曲,腕、臂内旋,手指屈曲呈紧握拳状,拇指内收,紧握于掌心中。两上肢动作笨拙、僵硬、不协调。两下肢僵直、内收呈交叉状,髋关节内旋、踝关节跖屈。扶站时,双足下垂、内翻,足尖着地,足跟不能踩平。走路时呈踮足、剪刀样步态。有些患儿伴腰背肌痉挛而呈弓状反张的过度伸展状态。痉挛症状常在患儿用力、激动时加重,安静入睡时减轻。由于关节痉挛,自主运动十分困难。严重者出现肌腱挛缩,关节畸形。此型患儿的深腱反射亢进。根据患儿受累部位不同,痉挛型又分下列数种(见图 3.1.1):

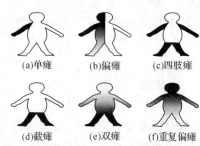

图 3.1.1 按瘫痪部位分类

(1) 双侧瘫:四肢受累,双下肢较双上肢受累更严重。

(2) 四肢瘫:双侧上、下肢的受累程度相仿。

(3) 双重偏瘫:四肢受累,但上肢较下肢严重。有些学者认为"双重(侧)偏瘫"的概念较模糊,不必另列为一类,可归入四肢瘫中。

(4) 偏瘫:指同一侧上下肢受累,上肢常较下肢严重。

(5) 截瘫:仅为双下肢受累。

(6) 单肢瘫。

(7) 三肢瘫。

2. 不随意运动型

损伤部位为锥体外系,表现为肌张力动摇不定,在紧张兴奋时肌张力增高,安静和睡眠时肌张力变化不明显,难以用意志控制头部、手、脚、上肢等部位的运动,动作不稳,走路摇晃,头部控制差,分离动作困难,当进行有意识、有目的的运动时,不自主运动增多,安静时不随意运动消失。常伴有流涎、咀嚼吞咽困难、挤眉弄眼、表情奇特等。原始反射持续存在比通常反应剧烈,尤其以非对称性紧张性颈反射姿势(见图 3.1.2)多见。此型患儿易紧张、怕受刺激,护理人员应注意采取相应的护理措施避免刺激。

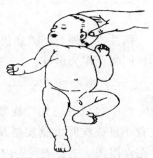

图 3.1.2 非对称性紧张性颈反射

> 【知识链接】
> **非对称性紧张性颈反射(asymmetrical tonic neck reflex,ATNR)**
> 非对称性紧张性颈反射:小儿仰卧,头居中,四肢伸展位,将小儿头转向一侧,阳性表现为小儿颜面侧肢体伸肌肌张力增高,呈伸展位,后头侧肢体曲肌肌张力增加,呈屈曲位,上肢比下肢表现明显。正常3~4月消失,持续阳性阻碍小儿头和四肢运动发育。ATNR在新生儿出生后1周左右出现,2~3个月呈优势,以后受上位中枢的控制而逐渐消失,若生后3个月仍然持续存在则为异常。

3. 肌张力低下型

此型患儿肌张力显著降低而呈软瘫状,肌肉松软无力,自主动作极少。仰卧时,四肢均外展、外旋,似仰翻的青蛙。俯卧时,不能抬头,四肢不能支撑,腹部贴床,由于肌张力低下,易发生吸吮、吞咽困难和呼吸道堵塞,可伴有智力落后、癫痫等合并症,此型常为婴儿脑瘫的暂时阶段,2~3岁后大多转变为其他类型,如不随意运动型、痉挛型等。

4. 强直型

肢体僵硬,活动减少,被动运动时,伸肌和屈肌持续抵抗,肌张力呈铅管状或齿轮状增高,常伴有智力落后、情绪异常、语言障碍、癫痫、斜视、流涎等。此型功能障碍较重,护理困难。

5. 共济失调型

主要损伤部位为小脑,表现为平衡障碍,肌张力低下,本体感觉及平衡感觉丧失,不能保持稳定姿势,基底宽,走路呈醉酒步态,常伴有意向性震颤和眼球震颤。

6. 震颤型

此型最少见,多为静止性震颤,常有不随意的节律性交互活动。

7. 混合型

两种或几种类型的症状同时存在于一个患儿身上,以痉挛型和不随意运动型症状同时存在为多见。

(二) 视觉障碍

约半数以上患儿伴视觉障碍,多为视网膜发育不良或枕叶大脑皮层及视神经核变性,传导路性损伤。主要表现为内、外斜视,视神经萎缩,动眼神经麻痹,眼球震颤及皮质盲。偏瘫患儿可有同侧偏盲。视觉缺陷可影响眼、手协调

> 【课堂互动】
> 6个月正常发育儿和脑瘫患儿的运动功能有何异同?为什么?

功能。

（三）听觉障碍

部分患儿听力减退甚至全聋，以不随意运动型患儿最为常见。

（四）感觉和认知功能障碍

脑瘫患儿常有触觉、位置觉、实体觉、两点辨别觉缺失。患儿多缺乏正确的视觉空间和立体感觉，其认知功能缺陷较为突出。患儿对复杂的图形辨认力差，分不清物体形状与其所处空间背景的关系，对颜色的辨认力也很差。

（五）生活功能障碍

由于运动发育落后和感觉障碍，导致患儿日常生活活动能力降低，如吞咽咀嚼困难、流涎、易受伤、缺乏自理能力等。

（六）癫痫

可发生在任何年龄阶段的脑瘫患儿，多见于痉挛型脑瘫患儿，发作表现可为全身性阵挛、部分发作和继发性大发作。发作时一般以意识丧失和全身抽搐为特征，表现为上睑抬起，眼球上翻，口吐白沫，呼吸增快以及大小便失禁等。

（七）语言障碍

部分脑瘫患儿控制语言和发音的肌肉受累，出现语言交流困难，表现为语言发育迟缓、构音不清、发音困难、不能成句说话、不能正确表达甚至完全失语。脑瘫患儿中约有1/3至2/3有不同程度的语言障碍，包括发音障碍、共鸣障碍及发音迟缓等。

（八）智力障碍

约有2/3以上患儿智能落后，约1/4为重度智能落后，痉挛型四肢瘫及强直型脑瘫者智能更差。以痉挛型脑瘫患儿多见，不随意运动型患儿多数智力正常。

（九）学习障碍

脑瘫患儿可伴有轻度或中度学习困难，运动障碍、智力障碍、感觉障碍均可导致学习障碍，此外，心理障碍和情绪暴躁也可造成学习困难。

（十）人格与行为障碍

大多数脑瘫患儿有情绪或行为异常，此与脑功能受损有关。大量实验和临床资料表明，脑的边缘系统特别是海马回受损时，可引起患儿情绪异常。患儿常表现为好哭、任性、固执、孤僻、脾气古怪、情感脆弱，易于激动，有的有快活感、情绪不稳定等，手足徐动型患儿较为常见。此外，多数脑瘫患儿表现有活动过多，注意力分散，行为散乱等。偶见患儿用手猛击头部、下颌等自身伤害的"强迫"行为。

（十一）其他

多数患儿有体格发育落后，营养不良，且因免疫功能低下，常易患呼吸道感染性疾患等。患儿因躯体运动、感觉、智能、语言、情绪、行为等单项或多项缺陷，以致常有学习和社交困难。通常脑瘫患儿的运动障碍与上述并存的相关缺陷相互影响，智能障碍加重语言障碍，各种感觉、认知障碍、癫痫发作、学习困难等又加重智能障碍。

三、康复护理措施

脑瘫的康复护理目标是早期发现临床表现和体征，为早期诊断提供可靠依据；纠正异常姿势，恢复正常肌张力，为ADL（日常生活活动）训练创造条件；进行ADL自理训练和护理，使患儿能逐步提高ADL自理能力；防止发生关节挛缩、畸形或因跌倒造成二次损伤等并发症；最大限度的恢复机体功能，回归家庭，回归社会。因脑瘫表现多样，康复护理人员应根据患儿的情况与康复医师、治疗师共同制定康复方案，进而采用具有针对性的护理措施。

（一）纠正异常姿势

1. 适宜的卧位

正确的体位摆放能使患儿保持正确姿势，从而纠正异常姿势、抑制异常运动模式。仰卧位，将患儿头及肩垫起，屈髋屈膝，以防身体挺直，同时，在床上方悬吊玩具以增加视觉刺激；侧卧位，保持双上肢前伸，两手靠近，以利于前臂及手的控制，促进双手正中指向，上侧髋膝屈曲向前，抑制异常反射（见图3.1.3）；俯卧位，可通过颜色、声音以及训练手法刺激促使患儿抬头，有利于训练小儿头控制能力，但有严重TLR姿势（俯卧位时，髋、膝关节屈曲于腹下，头贴床、面向一侧，呈臀高头低位）反射持续存在时，不宜长时间采取俯卧位。

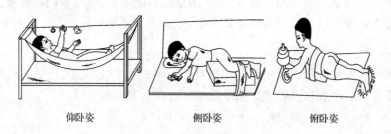

图3.1.3 患儿正确卧姿

2. 正确的抱姿

通过怀抱患儿可以刺激患儿的头部控制能力、纠正异常姿势。①痉挛型脑瘫患儿抱姿：此型患儿身体长期处于僵直状态，因此抱这类患儿时应先控制患儿于屈曲模式，与患儿对面而立抱起患儿，将患儿双腿先分开、屈曲，双手分开，略微低头，也可让患儿把头枕于抱者肩上(见图3.1.4)。②不随意运动型脑瘫患儿的抱姿:此型患儿不自主运动增多,头控制能力差,因此抱这类患儿时应注意促进头部稳定和正中指向,使患儿的双手合在一起,双腿靠拢、屈曲,抱者站在患儿背面将患儿抱起,尽量贴近抱者胸部。③其他抱姿:共济失调型脑瘫患儿合并有痉挛型或不随意运动型特点,故对这类患儿的抱法与前面基本相同,注意采取相应体位,抑制异常姿势。肌张力低下型脑瘫患儿,身体像"软面条"一样无力,当抱这类患儿时,除了帮助把双腿蜷起,头微微下垂外,最重要的是给他一个很好的依靠(见图3.1.4)。混合型脑瘫患儿应根据其临床变现以哪一类型为主,采取相应抱姿。

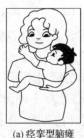 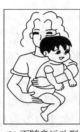 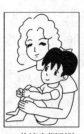

(a) 痉挛型脑瘫　　(b) 不随意运动型　　(c) 共济失调型脑
　患儿抱姿　　　　脑瘫患儿抱姿　　　　瘫患儿的抱姿

图3.1.4　脑瘫患儿抱姿

3. 睡姿调整

脑瘫患儿由于非对称性紧张性颈反射持续存在头偏向一侧,不能保持头的中立位,应时常调整患儿的睡姿,可采用侧卧位,睡眠时将患儿双手合拢放于胸前,训练双手趋近人体中心位,缩短两上肢之间的距离,并抑制角弓反张及头部、躯干和四肢的非对称姿势,也可采用悬吊式软床上的仰卧位与侧卧位交替。

4. 坐姿调整

(1)椅或凳坐位:脑瘫患儿可通过坐椅子或凳子维持正确的坐位,进而使双下肢承重,提高整个身体的协调能力。痉挛性脑瘫患儿可选用不带靠背的凳子或小木箱练习坐姿,保持头颈与脊柱成一直线,同时髋关节屈曲,膝关节屈曲,全足底着地;不随意运动型脑瘫患儿,可选用高度适合的靠椅,令其髋、膝和踝关节均屈曲呈90°,坐姿可抑制头的伸展与肩胛带内收,促进髋关节的屈曲,也可将其两腿分开,置于靠椅的两侧,令患儿骑跨在有靠背的椅子上,双手抓住靠背;肌张力低下型患儿坐在椅子上表现脊柱不能竖直,不能抬头,可用两手扶持在患儿的两侧腰骶部,四指在外侧,拇指放于脊柱的两侧,轻轻向下推压,给患儿一个支点,促进患儿抬头与躯干伸直(见图3.1.5)。

(2)床上坐位:痉挛型脑瘫患儿,应注意控制髋关节的屈曲状态,在患儿身后,用两上肢从患儿双腋下伸向大腿,扶住大腿内侧,将患儿拉向自己,使患儿躯干的

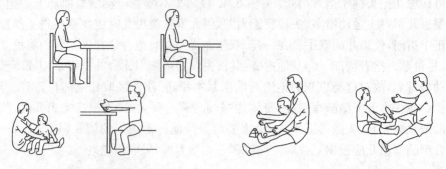

图 3.1.5 凳上坐位　　　　　图 3.1.6 床上坐位

重量负荷于他自己的坐位支撑面上,并要保持两下肢外展的姿势(见图 3.1.6)。不随意运动型的患儿,床上的最佳坐位应该屈曲患儿的双下肢,使患儿形成一种腹部紧贴大腿的坐位,然后握住患儿的双肩,缓慢加压的同时将两肩向前向内推压,使患儿将两手伸出,在前面支持身体或抓玩具。大多数痉挛型患儿在床上坐位时不以坐骨结节为支持点,体重负荷于骶骨上,而呈现脊柱屈曲、骨盆后倾的状态,这样的患儿不应让他取伸腿坐位,最好让他坐在椅子或木箱上,使双足能支撑于地面。但是,如果大腿后侧肌群明显紧张,则可坐于三角垫上,伸直双腿。

(二) 促进 ADL 能力

1. 进食护理

(1) 进食姿势的选择　应以避免全身肌张力升高,避免不必要的不自主运动或异常运动模式出现,保持身体左右对称,促进正中指向为原则,可采用抱坐进食、面对面进食和坐姿矫正进食等方法。对于坐位困难的患儿可用靠垫等予以支撑身体,调整双手的位置靠近胸前正中,进而辅助进食;也可让患儿坐在固定的椅子上进食,通过固定坐姿矫正,维持有利的进食体位(见图 3.1.7)。

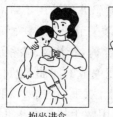 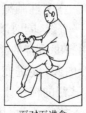 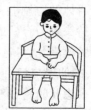

抱坐进食　　　面对面进食　　　坐在固定椅子上进食

图 3.1.7 脑瘫患儿进食

(2) 辅助进食　对于咀嚼、吞咽困难的患儿,护理人员要积极进行辅助进食,将食物喂到患儿口内时,要立即用手托起小儿下颌,促使其闭嘴,若食物不能及时吞咽,可轻轻按摩患儿颌下舌根部,以促进吞咽动作的完成。

（3）进食注意事项　进食时保持颈部竖直，利于吞咽，避免呛咳，在喂食时，切勿在患儿牙齿紧咬的情况下，强行将食匙抽出，以防损伤牙齿及口腔黏膜，应等待患儿自动松口时，将食匙迅速抽出，喂食时要使患儿保持坐位或半坐位，头处于中立位，避免患儿头后仰时导致异物吸入。同时，患儿进食时应创造良好的进食环境，避免精神刺激，鼓励较大年龄的患儿学习进食动作，完成独立进食。

2. 更衣护理

脑瘫患儿应在坐、立、手的训练基础上积极鼓励进行更衣训练，采取合适的方法便于穿脱衣物。

3. 排泄护理

排泄训练实际是一项综合训练，包括穿脱裤子，坐位平衡、蹲起训练、手功能训练等。训练患儿养成定时大小便习惯，并掌握在便盆上排泄的方法，学习使用手纸和穿脱裤子。

4. 梳洗训练

对于年龄较大的脑瘫患儿训练上肢的运动和控制能力，让患儿认识五官等身体各部位名称，熟悉常用的梳洗用具并掌握正确的使用方法。

5. 语言功能训练

首先要保持正确的姿势，维持患儿头的中立位置，在面对患儿眼睛的高度与其交谈。积极提供语言刺激，激发患儿对语言的兴趣，树立患儿学说话的信心，要鼓励患儿发声，当患儿发声时要立刻答应并与其对话或点头示意，同时予以表扬及鼓励。语言训练是一项长期而艰苦的工作，需要极大的耐心与持之以恒。

四、康复护理注意事项

（一）合理安排时间

护士要根据患者的具体情况，安排好患者每日的训练时间，患者身体情况差时应提前结束；患者情况较好时可适当延长。最初的训练时间应限制在 30 min 以内，超过 30 min 可安排为上下午各 1 次。短时间，多频率训练比长时间，少频率训练效果要好。

（二）避免过度疲劳

要密切观察患者的行为变化，一旦有疲倦迹象应及时调整时间和变换训练项目或缩短训练时间，并加强对患者身体状况的观察，以便发现问题及时解决。

（三）训练目标要适当

护士每次对患者训练时应从对患者容易的课题入手，并在每天训练结束前让患者完成若干估计能正确反应的内容，令其获得成功感而激励进一步坚持训练。一般来说训练中选择的课题应设计在成功率为 70%～90% 的水平上。对于情绪不稳定,处于抑郁状态的患者应调整到较容易的课题上。对那些过分自信的患者可提供稍难一些的课题进行尝试,以加深其对障碍的认识。

（四）指导运动功能训练

运动功能训练包括头部控制能力训练、翻身训练、坐位训练、爬行训练、膝立位训练、站立训练、行走训练以及上肢与手部训练。按照小儿运动发展规律,即自上而下,由近到远,从简单到复杂,逐项训练,循序渐进。护理人员应注意通过游戏和娱乐活动来刺激训练兴趣,取得患儿主动配合,避免枯燥乏味。

（五）指导日常作业训练（详见脑血管意外的康复护理技术）

1. 维持日常生活的作业疗法

如日常生活必需的进食、穿衣、移动、排泄等。目的是通过训练达到生活自理,自由生活。

2. 消遣性作业疗法

通过训练使患者可以进行消遣活动,如打球、下棋、游戏、看电视、听音乐、满足个人的兴趣,劳逸结合,使生活更充实。

（六）安全的护理

由于脑瘫患儿运动功能障碍及肌张力异常,应采取各种护理措施防止患儿发生意外。保持呼吸道通畅,进食、进水时防止呛入气道,防止分泌物及残存食物阻塞呼吸道,对卧床患儿加用床档等保护具避免坠床,暖水瓶、热水袋等物品远离患儿,防止烫伤,康复机构治疗环境应设有特殊防护装置,如把手、护栏、防滑地毯等,以保证患儿活动安全。

（七）心理护理（详见慢性阻塞性肺疾病的康复护理技术）

康复护士应给予脑瘫患儿更多的爱心,给予患儿家长更多的理解,对其运动、语言、智力等方面的功能障碍不歧视、不嘲讽,对长期接受护理的患儿不厌其烦、态度和蔼,耐心细致地照顾患儿,让其感受到温暖和关爱。经常与患儿交流,包括眼神鼓励、语言沟通和身体爱抚,给患儿讲故事,组织集体游戏,创造良好的成长环境。

五、康复教育

脑瘫的康复是一个长期的过程,所需费用高、耗时长、给家庭和社会带来极大的负担,因此,加强宣教,积极预防具有重要意义。同时,对脑瘫患儿应尽量早期发现、早期治疗。在康复治疗过程中强调对患儿家长的组织和培训,使家长长期坚持进行家庭训练,并贯穿于日常生活始终。

（一）脑瘫的预防

结合母婴之间各种危险因素的联系,采取多种预防措施,告诉家长预防脑瘫发生的知识和措施,从产前保健、围生期保健和出生后三个阶段进行预防,宣传优生优育,实行婚前保健,避免近亲结婚,阻断遗传病及先天缺陷;积极开展产前检查,防止感染性疾病发生;避免早产、低体重儿和巨大儿出生,预防窒息、颅内出血和核黄疸,出生后预防感染性疾病发生,预防高热惊厥。

(二)早发现、早治疗

婴儿出生后应定期到医疗机构进行体格检查,特别是母亲孕期不正常、难产、早产、新生儿窒息等情况者更应密切观察,以对脑瘫做出早期诊断,早期加以综合干预治疗,避免错过身体各部位发育的关键时期。

(三)脑瘫的一般知识

让家长了解脑瘫的一般知识,包括病因、临床表现、治疗方法、预后以及相关知识,减轻心理恐慌,树立康复信心,以积极的心态配合治疗。

(四)指导家庭训练

家庭治疗是脑瘫康复的一个重要环节,患儿每天通过自身的日常生活动作的完成,来达到训练目的,因此,应教给家长、患儿日常生活活动训练的内容和方法,包括脑瘫患儿正确的卧床姿势、如何正确抱脑瘫患儿、脑瘫患儿进食体位等,避免过分保护,应采用鼓励性和游戏化的训练方式。帮助家长树立起良好的心态和坚定的信念,最终使患儿学会生活的基本技能,适应环境,回归家庭,回归社会。

【考查案例】

孙某某,4岁,男,入院时间:2007年8月24日,病情:足月顺产,出生时窒息,曾抢救20~30 min。有黄疸,后自然消退。2007年6月行双下肢肌腱松解术。不能爬。检:双下肢、踝阵挛。临床诊断:脑性瘫痪术后

主要问题:(1)双下肢肌力较差;(2)双上肢肌力较差;(3)弓背坐位,坐位平衡较差;(4)不能爬;(5)认知能力欠佳。

问:治疗的目的是什么?该患者需要进行哪些康复训练?

技 能 训 练

技能一 运动功能训练

(一)头部功能训练

1. 俯卧位时

令患儿俯卧于锲形枕上,头置于中立位,保持躯干成一条直线,双臂自然伸直,

在锲形枕前摆放一些彩色的玩具,使患儿学会用眼观察,用手触摸。

2. 仰卧位时

操作者用双臂轻压患儿的双肩,双手托住患儿的头部两侧,先使小儿颈部拉伸,再用双手轻轻向上抬起头部。

(二)坐位训练

1. 弛缓型

操作者用一只手辅助患儿的胸部,另一只手扶住其腰部帮助患儿坐稳。

2. 痉挛型

为缓解痉挛,使患儿背部充分伸展,护士可将自己的双手从患儿的腋下穿过,用双臂顶着患儿的双肩,防止肩胛内收,同时用双手将患儿的大腿外旋分开,再用双手分别压患儿的双膝,是下肢伸直,保持长坐位。

3. 手足徐动型

在无支撑坐位时,手足徐动的患儿上肢及下肢会有不自主的运动,身体可能后倾。护理人员可将患儿的双腿并拢后屈曲,然后用双手握住患儿双肩,左肩关节内旋的动作,带动肩胛骨向外使双手放到胸前,便于玩耍。

(三)步行训练

1. 步行前的训练

(1)肌力训练:患者因病长期卧床,致使身体软弱无力,因此,在下床活动接受行走训练之前,首先要对上肢、躯干、下肢的肌肉力量及关节活动范围进行评定,在此基础上,方可进行肌力训练。对于需要借助于助行器或拐杖行走的患者,应重点训练上肢伸展肘、腕关节的肌群和使肩部产生向下运动的肌群、下肢髋关节伸展肌群、外展肌群和膝关节伸展肌群。若患者下肢截肢,则可指导其进行残端肌群和腹部肌肉力量的训练。

(2)起立床训练:对于长期卧床或脊髓损伤患者,为预防体位性低血压(症状有头晕、恶心、血压下降、面色苍白、出冷汗、心动过速变弱等),可利用起立床渐渐倾斜直至调整到直立的方法使患者达到站立状态。只有在患者能够耐受身体直立时,才可以考虑开始行走训练。起立床训练中,治疗师应经常测量患者的脉搏,如脉搏加快,提示患者目前的倾斜角度不适。

(3)平行杠内训练:行走训练自平行杠内训练开始。由于平行杠结构稳固,扶手的高度和平行杠的宽窄度均可调整,给患者一种安全感,因此很适合于患者进行站立训练、平衡训练及负重训练等。站立训练、以每次 10~20 min 开始,依患者体能状况改善而逐渐延长训练时间。平衡训练可使患者通过学习重新找回身体保持稳定的重心位置。当患者的下肢关节及骨骼足以承受身体的重量时,即可准备负重训练。负重是肢体承受身体的重量而受力的状态,负重程度分为:①零负重(患肢不承受任何身体的重量,呈完全不受力状态);②部分负重(患肢仅承受身体部分的重量,呈部分受力状态,通常遵医嘱,确定体重的百分比加诸于患肢);③全负重(肢体能完全承受身体全部的力量,此为行走训练必备的功能状态)。治疗人员可根据患者的具体情况,采用不同程度的负重训练。

在平行杠内进行步行训练时,其一端放置一面矫正镜,使患者能够看到自己的姿势、步态以便及时矫正。

2. 步行训练

(1) 使用助行器的步行训练:助行器是一种四脚、框架式的铝制行走自助具。助行器可移动、携带,宜在医院和家中使用。助行器适用于辅助患者初期的行走训练,为患者使用腋杖或手杖作准备;也适用于下肢无力但无双下肢瘫痪者、一侧偏瘫或截肢患者;对于行动迟缓的老年人或有平衡问题的患者,助行器可作为永久性的依靠。助行器仅适宜在平地使用。

助行器辅助行走的操作方法:患者用双手分别握住助行器两侧的扶手,提起助行器使之向前移动 20~30 cm 后,迈出健侧下肢,再移动患侧下肢跟进,如此反复前行。

(2) 使用腋杖、手杖的步行训练

①使用腋杖的步行训练

交替拖地步行:将左腋杖向前方伸出,再伸右腋杖,双足同时拖地向前移动至拐尖附近。同时拖地步行:双拐同时向前方伸出,两脚拖地移动至拐尖附近。

摆至步:双侧腋杖同时向前方伸出,患者身体重心前移,利用上肢支撑力使双足离地,下肢同时摆动,双足在拐尖附近着地。此种步行方式特点是移动速度较快,且可减少腰部及髋部肌群的用力;适用于双下肢完全瘫痪而使下肢无法交替移动的患者。

摆过步:双侧腋杖同时向前方伸出,患者支撑把手,使身体重心前移,利用上肢支撑力使双足离地,下肢向前摆动,双足在腋杖着地点前方的位置着地。开始训练时容易出现膝关节屈曲,躯干前屈而跌倒,应加强保护。此种步行方式是挂腋杖步行中最快速的移动方式;适用于路面宽阔,行人较少的场合,也适用于双下肢完全瘫痪,上肢肌力强壮的患者。

四点步行:每次仅移动一个点,始终保持 4 个点在地面,即左腋杖→右足→右腋杖→左足,如此反复进行。步行环境与摆至步相同,此种步行方式是一种稳定性好、安全而缓慢的步行方式;适用于骨盆上提肌肌力较好的双下肢运动障碍者;老人或下肢无力者。

两点步行:→一侧腋杖与对侧足同时伸出为第一着地点,然后另一侧腋杖与相对的另一侧足再向前伸出作为第二着地点。步行环境与摆过步相同。此步行方式与正常步态基本接近、步行速度较快;适用于一侧下肢疼痛需要借助于腋杖减轻其负重,以减少疼痛的刺激;或是在掌握四点步行后训练。

三点步行:患侧下肢和双腋杖同时伸出,双腋杖先落地,健侧待3个点支撑后再向前迈出。且此种步行方式是一种快速移动、稳定性良好的步态;适用于一侧下肢功能正常,能够负重,另一侧不能负重的患者,如一侧下肢骨折,小儿麻痹后一侧下肢麻痹等患者。

②使用手杖的步行训练

手杖三点步行:患者使用手杖时先伸出手杖,再迈患侧足,最后迈健侧足的步行方式为三点步行。此种步行方式因迈健侧足时有手杖和患足两点起支撑作用,因此稳定性较好,除一些下肢运动障碍的患者常采用外,大部分偏瘫患者习惯采用此种步态。根据患者的基本情况,训练时按健侧足迈步的大小,又可分为后型,并列型和前型三种。

手杖两点步行:手杖和患足同时伸出并支撑体重,再迈出健足。手杖与患足作为一点,健侧足作为一点,交替支撑体重,称为两点步行。此种步行速度快,有较好的实用价值,当患者具有一定的平衡功能或是较好地掌握三点步行后,可进行两点步行训练。

3. 驱动轮椅训练

轮椅对于步行功能丧失者来说是一种重要的代步工具,使他们借助轮椅仍然能够参加各种社会活动及娱乐活动,真正地参与社会。轮椅有依靠人力驱动的普通轮椅、依靠电力驱动的电动轮椅以及专为残疾运动员设计的竞技用轮椅。普通轮椅的使用训练主要包括平地前进驱动训练、方向转换和旋转训练、抬前轮训练。

(四)患儿翻身训练

目的是提高患儿的翻身坐起能力。患儿仰卧位,双下肢屈曲,训练者用自己的双腿夹住患儿的双下肢以固定,并用自己的双上肢交叉握住患儿的双手。

(五)爬行训练

指导患儿爬行,强化髋部控制扶跪、跪、分跪的训练

(六)转移训练

转移技术主要包括床上转移、卧—坐转移和坐—站转移、床—轮椅转移等。

1. 床上转移

从床的一侧转移到另一侧或从仰卧位转移到侧卧位。

(1)侧向转移

①偏瘫患者:先用健腿插在患腿下方,托起患腿移向健侧,再移动臀部,最后依靠健侧上肢将上身转移到该侧。

②截瘫患者:先坐起,然后用手将下肢移向一侧,再用手撑床面,将臀部移动到

该侧。

(2) 仰卧转向侧卧

①偏瘫患者：转向健侧有困难。训练时先用健腿插在患腿下方，托起患腿，再用健手握住患手，先上举到患侧，然后突然摆动向健侧，利用惯性将躯体翻向侧方，同时用健腿托在患腿下方，帮助患腿完成转移。

②截瘫患者：因截瘫而不能坐起的患者可以将两手上举，先举向转移的相反方向，然后利用突然向转移的方向摆动，使躯干先产生侧向翻转，再用健腿将患腿移动到合理的位置。

2. 卧坐转移

从卧位转移到坐位。

(1) 偏瘫患者：先向健侧转身，用健手支撑使上身抬起，再调整回中立坐位。

(2) 截瘫患者：在腹肌肌力不足时，可以采用于拉悬吊带或缚在床尾的牵拉带，使上身抬高坐起。也可以先侧身，用一手支撑上身，从侧面坐起；另一手扶持床面，保持稳定和平衡。

3. 坐—站转移

从坐位转移到站立位。患者应该首先具备1级或2级站立平衡能力才可以进行坐—站转移训练。

(1) 偏瘫患者：先将脚跟移动到膝关节重力线的后方，上身前倾，双手交叉握紧，手臂伸直向下，然后将手臂突然上举，利用手臂上举的惯性和股四头肌收缩，完成站立动作。

(2) 截瘫患者：要训练使用矫形器坐起站立，先用双手支撑椅子站起，膝关节向后伸，锁定膝关节，保持站立稳定。用膝踝足支具者，锁定膝关节后，可以开始步行。

4. 床—轮椅转移

由床上移动到轮椅或由轮椅移动到床。分为独立转移和辅助转移偏瘫患者一般没有显著困难。截瘫患者可以采用两种方式进行独立转移。

(1) 轮椅靠在床边，刹住双轮，与床的长轴呈45°，患者先从床上坐起，用手将瘫痪的下肢移动到床边，将臀部也移动到床边，将两腿放下，用一手支撑轮椅不靠近床边的扶手，另一手支撑在床上，将臀部摆动到轮椅上。如果轮椅的侧板能够移动，对患者的转移有很大帮助。

(2) 上床时将轮椅正面推向床边，刹车，用手将瘫痪的下肢逐一移到床面上，然后用于撑轮椅扶手，逐步推动臀部和腿移动到床上，完成转移。下床时采用相反的方式，即将臀部移到床边，背对轮椅，再用于撑床面逐渐移动向轮椅。

(3) 辅助转移指患者需要器械帮助，以及部分或全部需要他人帮助，才能够完成转移动作。

①滑板：四肢瘫患者在上肢肌力不足以支撑躯体并挪动转移时，可以采用滑板（牢固的塑料板或木板）垫在臀下，从滑板上将躯体滑动到轮椅，或滑动到床上。

②助力：患者如果上肢肘关节屈肌力3级或4级，但手腕无力时不能通过滑板完成转移，则可以用手搂住辅助者的头颈或背部，身体前倾；辅助者一侧上臂置于患者一侧腋下，两手托患者臀部，同时用双膝关节固定患者的两膝，使用腰部后倾的力量将患者臀部拉向自己的躯干，使患者的膝关节伸直并稳定，然后侧身将患者转移到床上，或从床转移到轮椅上。

技能二 平衡和协调功能训练

（一）平衡训练

1. 选择训练方法及难度时所考虑的因素以患者平衡功能的评定结果为基础，根据平衡功能障碍情况，考虑如下因素设定训练方法及难度。

（1）支持面：选择支持面的宽、窄及其稳定性和可动性等。例如：双足站立较单足站立的支持面宽；前足足跟与后足足尖相对达到双足一线前后站立较双足并立的支持面窄；地板等的支持面稳定，平衡板或蹦床等的支持面可动。

（2）体位：由比较稳定至不稳定的体位顺序大致为前臂支撑俯卧位、前臂支撑俯卧跪位、前倾跪位、跪坐位、半跪位、坐位、站立位（扶平衡杠站、独立站、单腿站等）。

（3）状态：选择静态或动态训练。静态平衡训练即在任一体位并采用加负载的方法刺激姿势反射的方法（依靠肌肉协调等长收缩维持平衡，从比较稳定的体位开始，逐步过渡至较不稳定体位）。动态平衡训练法是在支撑面由大到小、重心由低到高的各种体位下，逐步施加外力完成的方法（有调整肌张力保持平衡和改变姿势或体位以保持平衡的两种维持平衡的方式）。

（4）移动的方式：分自我移动和外在移动两种。自我移动的训练难度相对较低，但较外在移动的训练更具功能性。

（5）附加的运动模式：附加前后方、侧方等方向的摇摆可进一步增加平衡训练难度，其中包括上肢各种姿势（上肢外展、前屈、双手胸前交叉等）下的躯干旋转、头的姿势改变（旋转、侧屈）以及PNF技术中的剁劈、提举等躯干旋转动作。

（6）对平衡干扰的预知性：预知干扰时，预知的输入导致对运动反应的预先正反馈，未知的干扰则使患者被迫应答。

（7）干扰的力量：应考虑干扰力量的大小、速度、方向及作用位置。

（8）感官刺激的传入途径：有视觉、前庭、本体感受器、触觉等。不同的传入途径可改变平衡训练的难度，例如站于软泡沫上可使触觉和本体感受器的传入发生改变。

(9) 感觉刺激传入的状况:可以是一致的、削弱的或矛盾的。大部分情况下是一致的,但在单侧前庭功能障碍、脑血管意外或下肢运动系统受累出现异常位置觉时,感觉刺激的传入可以是削弱的或矛盾的。

(10) 运动策略:有踝策略、髋策略、跨步策略、保护性抓握等。

2. 训练的基本方法

(1) 训练顺序:从稳定支撑面至不稳定支撑面;由最稳定体位逐步进展到最不稳定体位;从静态平衡进展到动态平衡;从简单动作到复杂动作。

(2) 训练强度:由于未应用更多的外在阻力和负荷,因此,总的来说,对此无特殊要求。

(3) 训练时间:通常由患者的疲劳程度所决定。若患者不能保持开始训练时的平衡水平则应停止训练。

(4) 训练频度:原则上训练频度越高则效果越佳。训练频度应尽可能达到平衡反应成为习惯性动作时为止。

3. 常用平衡训练方法

(1) 基本原则

①从静态平衡(1级平衡)训练开始,过渡到自动动态平衡(2级平衡),再过渡到他动动态平衡(3级平衡)。

②逐步缩减人体支撑面积和提高身体重心,在保持稳定性的前提下逐步增加头颈和躯干运动,从睁眼训练逐步过渡到闭眼训练。

③训练时注意患者安全,避免发生意外损伤。

(2) 训练分类

除了将平衡训练分为静态平衡训练和动态平衡训练外,按体位还可将平衡训练分为坐位平衡训练、站立位平衡训练。

①坐位平衡训练:患者取坐位,手置于身体两侧或大腿部,保持心情放松。

1级坐位平衡训练:指不受外力和无身体动作的前提下保持独立坐位姿势训练,患者通过协调躯干肌肉以保持身体直立。开始时需要有人在身旁保护,逐步过渡到无保护独立坐位。

2级坐位平衡训练:指患者可以独立完成身体重心转移、躯干屈曲、伸展、左右倾斜及旋转运动,并保持坐位平衡的训练。可以采用拾取身体周围物品、或坐位作业的方式进行。

3级坐位平衡训练:指可以抵抗外力保持身体平衡的训练。患者在胸前双手抱肘,由治疗者施加外力破坏患者坐位的稳定,诱发头部及躯干向正中线的调正反应。

②站立位平衡训练

1级站位平衡训练:指不受外力和无身体动作的前提下保持独立站立姿势的训练,患者用下肢支撑体重保持站立位,必要时治疗师可用双膝控制患者下肢,或使用支架帮助固定膝关节。开始时两足间距较大,以提高稳定性;在能够独立站立后逐步缩小两足间距,以减小支撑面,增加难度。

2级站位平衡训练:指患者可以在站立姿势下,独立完成身体重心转移、躯干屈曲、伸展、左右倾斜及旋转运动,并保持平衡的训练。开始时由治疗师双手固定患者髋部,协助完成重心转移和躯体活动,逐步过渡到由患者独立完成动作。

3级站位平衡训练:指在站立姿势下抵抗外力保持身体平衡的训练。患者可以采用平衡板训练、站立作业训练等。

③利用设备的动态平衡训练

平衡板上的训练:患者在平行杠内保持站立姿势和双下肢重心的转移训练。

患者与治疗师均立于平衡板上,治疗师双手调整患者的立位姿势,然后用双足缓慢地摇动平衡板破坏患者身体的平衡,诱发患者头部及躯干的调整反应。患者与平行杠呈垂直位(即旋转90°),站立于平衡板上,治疗师双手协助控制患者骨盆,缓慢摇动平衡板,诱发患者头部及躯干向中线调整及一侧上肢外展的调整反应。注意将平衡板置于平行杠内;平衡板摇摆的速度要缓慢,减少患者精神紧张。

大球或滚筒上的训练:患者双手分开,与肩同宽,抓握体操棒,治疗师与患者手重叠协助握棒动作,并使腕关节保持背伸位。患者用患侧下肢单腿站立,健侧足轻踏于大球球体,治疗人员用脚将大球前后滚动,患者下肢随之运动,但不得出现阻碍大球滚动的动作。健侧下肢支撑体重,患足置于大球上,随大球的滚动完成屈伸运动。注意患者膝关节不应出现过伸;健侧下肢支撑时,要防止患侧髋关节出现内收和骨盆向健侧偏歪的代偿动作;治疗师应始终给予协助,固定患者双手及体操棒。

4. 专门设备的平衡训练

(1)平衡仪训练:患者站在平衡仪装有传感器的平台上,双上肢自然下垂,掌心朝向体侧,用镜子矫正姿势,通过观看平衡仪屏幕上的各种图形,按图形要求完成立体重心的调整。图形的设计可根据患者的年龄、平衡水平,采用数字、图案、彩色图标等。注意室内安静,保证患者精神集中。适用于各种原因导致平衡反应低下患者。

(2)水中平衡训练:患者泳池中站立,水平面与颈部平齐。依次完成如下不同难度级别的平衡训练。

1级:双足分立,与肩同宽,保持良好的姿势列线;双上肢于肩水平外展,掌心向前,完成双上肢向胸前合拢的动作,并随后返回起始位置。

2级:双足间的距离缩小,直至并拢;完成1级的动作。

3级:单腿站立,完成1级的动作。
4级:闭眼,完成1级的动作。
5级:双手佩戴划水板,增加阻力;完成1级的动作。

5. 针对运动系统疾患的平衡训练方法

(1) 躯干的平衡训练:主要针对腰痛等脊柱疾患。腰痛患者的平衡问题为姿势摆动过多、平衡反应差、平衡策略发生改变(在平衡活动中,常以髋和腰为支点保持直立姿势,而非正常人以踝为支点)。

躯干的平衡训练以本体感觉训练为主要内容。开始时可在坐位进行,通过上肢在矢状面的运动稳定其屈、伸肌力量,改变运动至对角线方向增加水平面上的稳定;以后可坐于治疗球上,进一步增加训练难度,要求患者在上、下肢发生运动前更多地采用躯干活动的策略控制平衡;逐渐可进展至站立位,站于半柱泡沫筒或全柱泡沫筒上(双足或单足),在稳定站立训练时,通过躯干直立位下髋的运动完成侧向接物,在控制性活动时,应用髋的运动结合脊柱的旋转(其中主要是利用胸椎旋转而非腰椎旋转)。

(2) 髋的平衡训练:主要针对预防老年人失衡跌倒所导致的髋部骨折。

以训练不采用跨步和抓握策略预防跌倒为主要内容。具体训练为:单腿站立平衡;单腿站立同时头部旋转;单腿站立同时上肢完成矢状面、额状面和水平面运动;单腿站立,上肢、头部和眼同时运动;单腿站立,躯干向对侧屈曲和旋转(同侧手可触及同侧内踝);单腿站立,躯干向同侧伸展和旋转(同侧手向前方、侧方及头后部接物)等。同时从稳定支撑面渐进至不稳定支撑面,以增加训练难度。

(3) 踝的平衡训练:主要针对踝关节扭伤及其邻近肌肉的拉伤。

以恢复本体感觉为主要内容。具体训练为:睁眼,患侧下肢单腿平地站立30 s的闭眼,患侧下肢单腿平地站立30 s;睁眼,患侧下肢单腿枕头上站立;闭眼,患侧下肢单腿枕头上站立。此外,也可采用患侧下肢单腿站立时健侧下肢晃动的方法(先屈曲、伸展,后外展、内收;逐渐增加晃动的速度和范围)。

(4) 策略水平的平衡训练:即建立相对于支撑面基础成功地控制重心的运动策略,如站立时的踝策略和髋策略;在支撑面基础变化、重心移至基础之外的跨步策略和保护性抓握等。

①列线训练

目的:通过再训练帮助患者建立最基础的姿势位置,以适应各种活动的完成;最少的肌肉活动保持良好姿势,最大程度地建立稳定。

方法:治疗师用言语和徒手提示患者发现和保持恰当的直立位置。患者可以睁眼或闭眼。

具体有:一是患者着白色T恤,前胸正中挂一深色垂直布条,利用镜子的视觉反馈,尽量让患者使布条保持垂直状态;也可在此基础上完成接物等动作,使身体移动,然后再回到直立位置;二是患者背墙站立(或坐位),由墙提供躯体感觉反馈,墙上与墙面垂直的木钉可木棒可进一步增加反馈程度,以使患者保持直立位置;三是利用运动和力量反馈装置进行姿势列线和承重分布状态的训练,一般采用静态平衡仪训练,也可简单地利用两个体重秤进行。

②运动策略

目的:帮助患者建立多关节协调运动,有效地应答坐位和站立位时的姿势;其中包括恢复运动策略和建立补偿策略两个方面。

常用方法:建立协调踝策略、建立协调髋策略、建立协调跨步策略。

建立协调踝策略:在患者具有充分的踝关节活动度和力量的基础上进行。患者在自我进行小范围向前、向后、向侧方的摆动中保持身体直立,且不屈髋、屈膝。

主动训练也可在静态平衡仪上训练。若患者稳定性差或恐惧跌倒,可在平行杠内之靠墙、墙角(前置桌椅)等增加安全性的条件下进行。若患者平衡功能有所增强,通过双髋或双肩小范围的干扰活动进一步促进踝策略。

建立协调髋策略:通过应用较踝策略更大的、但又不发生跨步的移动方式进。此时应用可脱卸的蚌壳式石膏或踝矫形器限制踝的运动。加大难度的训练为专条上站立、足跟/足趾站立或改良的单腿站立等应用髋策略稳定的各种平衡训练练习。

建立协调跨步策略:通过跨步避免跌倒时需要瞬间单腿保持上身重心而不倾斜的能力。训练时,治疗师一手扶握患者足趾部(另一手扶持对侧髋部),抬起患者足趾,将患者身体重量转移到对侧,然后快速地将重心移至非承重侧;进一步可徒手将其足抬起,然后放下;告诉患者该训练的目的为通过跨步预防跌倒。

6. 增强前庭功能的平衡训练

(1) 患者双足尽可能并拢,必要时双手或单手扶墙保持平衡,然后左右转头;随后,单手或双手不扶墙站立,时间逐渐延长并仍保持平衡,双足尽可能再并拢。

(2) 患者步行训练,必要时他人给予帮助。

(3) 患者训练在行走过程中转头的动作。

患者双足分立,与肩同宽,直视前方目标,通过逐渐缩短双足间距离使支撑面基底变窄。在进行这一训练时,上肢位置变化的顺序为前臂先伸展,然后放置体侧,再交叉于胸前,以此增加训练难度;在进行下一个难度训练前,每一体位至少保持 15 s。训练时间共为 5~15 min。

(4) 患者站立于软垫上。可从站立于硬地板开始,逐渐过渡到在薄地毯、薄枕头或沙发垫上站立。

(5) 患者在行走中转圈训练。从转大圈开始,逐渐缩小转圈半径,顺时针、逆时针两个方向均应训练。

（6）前庭损害时，平衡训练可采用诱发眩晕的体位或运动的方法进行，5次为1组，每日2组或3组，训练难度自然渐增；从相对简单的训练（如坐位水平的头部运动等）逐渐过渡到相对复杂、困难的训练（如行走过程中的水平转头运动等）。

（二）协调训练

1. 种类 上肢、下肢、躯干分别在卧位、坐位、站立位、步行和增加负荷的步行过程中训练。

2. 步骤

（1）无论症状轻重，患者均应从卧位训练开始，待熟练后再在坐位、站立位、步行中进行训练。

（2）从简单的单侧动作开始，逐步过渡到比较复杂的动作；最初几日的简单运动为上肢、下肢和头部单一轴心方向的运动，然后逐渐过渡到多轴心方向；复杂的动作包括双侧上肢（或下肢）同时动作、上下肢同时动作、上下肢交替动作、两侧肢做互不相关的动作等。

（3）可先做容易完成的大范围、快速的动作，熟练后再做小范围、缓慢动作的训练。

（4）上肢和手的协调训练应从动作的正确性、反应速度快慢、动作节律性等方面进行；下肢协调训练主要采用下肢各方向的运动和各种正确的行走步态训练。

（5）先睁眼训练后闭眼训练。

（6）两侧轻重不等的残疾者，先从轻侧开始；两侧残疾程度相同者，原则上先从右侧开始。

（7）每一动作重复3次或4次。

技能三 神经肌肉促进疗法

1. 基本技术与方法

（1）Brunns trum Ⅰ－Ⅱ期：①通过近端牵拉引起屈曲反应，采用轻叩引起屈肌共同运动；②轻叩或牵拉上肢伸肌群以引起伸肌的共同运动；③牵拉瘫痪肌肉，先引出屈肌反应或共同运动，再引出伸肌反应或共同运；④早期应用视觉和本体刺激。

（2）Brunnstrum Ⅲ期：①学会随意控制屈、伸肌共同运动；②促进伸肘反应：一是利用紧张性迷路反射；二是利用不对称紧张性颈反射；三是前臂旋转；四是利用紧张性腰反射；五是通过联合反应促进伸肘；③把共同运动应用到功能活动中：一是屈曲共同运动，如患手拿外衣、手提包等；二是伸展共同运动，如穿衣时患手拿衣服让健手穿入健侧衣袖中；三是联合交替应用共同运动，如擦桌子、穿衣服、编织等；④把共同运动与ADL结合起来：如进食、洗脸、梳头、洗健侧肢体等。

(3) Brunnstrum Ⅳ期:①训练患手放到后腰部;②训练肩前屈90°;③训练屈肘90°时前臂旋前或旋后;④训练手的功能活动,伸、屈、抓握及其放松。

(4) Brunnstrum Ⅴ期:①巩固肩部功能;②增强肘及前臂的训练;③强化手的训练。

(5) Brunnstrum Ⅵ期:按照正常的活动方式来完成各种日常生活活动,加强上肢协调性、灵活性及耐力的训练,以及手的精细动作训练。

2. 常用反射及模式

(1) 紧张性反射:①对称性颈反射:头前屈时,双上肢屈曲与双下肢伸展;头后伸时双上肢伸展与双下肢屈曲;②非对称性颈反射:头转向一侧时,同侧上下肢伸展和对侧上、下肢屈曲;③紧张性迷路反射:头处于中间位,仰卧时,四肢伸展或伸肌张力增强;俯卧时,四肢屈曲或屈肌肌张力增强;④紧张性腰反射:上部躯体对骨盆位置变动所表现的肢体肌张力变化。

(2) 联合反射:健侧上肢抗阻屈曲或伸展,可引起患侧上肢屈肌或伸肌的协同运动;健侧下肢抗阻屈曲或伸展可引起患侧下肢的相似运动。患侧上肢用力屈曲或伸展亦可引起同侧下肢出现相同动作。

(3) 协同运动:①上肢协同运动:屈肌协同运动包括有肩胛骨后缩或抬高,肩关节外展外旋,肘屈曲,前臂旋后,腕和手指屈曲;②下肢协同运动:屈肌协同运动包括有髋关节屈曲、外展外旋,膝关节屈曲,踝背屈内翻,趾背屈。

技能四 语言障碍的训练

一、言语障碍

(一) 概念

1. 言语

是表达语言的一种方式,即通过呼吸、咽喉、鼻、口腔、舌等器官的协同运动,用说话的方式表达出来。

2. 语言

是由抽象的词语,按一定的逻辑排列形成词汇以表达一种思维、理论、行动和需要的内容,并采取多种方式表达出来。语言的基本职能是交流的工具。

3. 言语、语言的区别

语言是由词汇和语法构成的符号系统。词汇像是建筑材料,语法像是建筑规则。任何语言都是由这两种成分组成的一个完整的符号系统。言语是语言的一种外在表现。

4. 言语障碍

在临床上我们所遇到的交往障碍的患者,如失语症、构音障碍等,均是个体的言语活动过程的障碍,在这个意义上,我们可以把所有的交往障碍统称为言语障碍。交往障碍,一类是发音障碍,一类是语言符号系统的运用障碍,临床上所指的语言障碍是指语言的理解,生成和获得的障碍,如失语症,语言发育迟缓等。言语障碍主要是指口语的发音障碍,如构音障碍、口吃等。

(二) 分类及表现

1. 构音障碍

主要表现为发音不准,吐字不清,语调及速率,节奏等异常,鼻音过重等。

2. 口吃

口吃是一种常见的功能性言语障碍。表现为言语不流畅,字词重复,尤其开始的字音多为延长,一般还伴有情绪紧张和躯体的过度动作。患者无神经性器质性病变,多为幼年模仿或环境压力有关。

3. 发声障碍

发声障碍分为器质性发声障碍和功能性发声障碍,表现为发声异常。

4. 失语症

指因脑部损伤或脑部器质性病变所引起的后天性言语—语言功能受损或丧失。表现出对语言的理解、表达、文字的阅读、书写能力下降。失语症的表现较为复杂,有多种不同的表现。如运动性失语、感觉性失语、失读症、失写症等。常见于脑血管病,脑外伤,脑肿瘤,脑组织炎症等。

二、言语康复训练的适应征

(一) 凡是有言语障碍的患者都可以接受言语康复训练

大脑病变或脑损伤引起的言语障碍和构音障碍的患者都应接受康复训练。

但因言语训练是训练者与被训练者之间的双向交流,因此,对伴有严重意识障碍,情感障碍,行为障碍,智力障碍或有精神疾病的患者,以及无训练动机或拒绝接受治疗者,言语训练难以达到预期的效果。

(二) 言语训练的效果

对于经过一段时间的系统言语康复训练,言语功能持续停留在某一水平的患者,要进一步改善言语功能其效果不会很明显。

三、康复护理原则

(一) 康复护理早期介入

言语护理开始得愈早,效果愈好,因此,早期发现有言语障碍的患者是护理的关键.康复护士在患者急性期后,生命体征已经稳定,一旦发现言语障碍即可参与到康复治疗师对患者的康复训练之中,协助康复治疗师在日常护理中注意言语功能的训练。

(二) 及时评定

言语护理前应进行全面的言语功能评定,了解言语障碍的类型及其程度,制定针对性的康复护理方案.护理过程中要定期评定,了解护理效果,或根据评定结果调整护理措施。

（三）循序渐进

言语训练过程应遵循循序渐进的原则,由简单到复杂,如果听、说、读、写等功能均有障碍,护理应从提供听理解力开始,重点应放在口语的训练上,护士要多与患者进行语言交流,用一些简单易懂的字、词,并通过手势增加患者对字,词的理解,巩固康复训练效果。

（四）及时给予反馈

护理人员要观察患者康复训练后的反应,及时给予反馈,以利于康复治疗师对患者进行训练计划的调整。

（五）调动患者主动参与

言语康复护理的本身是一种交流过程,需要患者的主动参与,护士和患者之间,患者和家属之间的双向交流是康复护理的重要内容。护理人员可以在病房内组织患者进行一些小游戏,激发患者交流的愿望;营造温馨,轻松的病房环境,尽量不要将语言障碍的患者安排在一个病房,以便于患者间进行交流。

四、康复护理形式

（一）"一对一"训练

在护理过程中,当护士要对患者进行言语训练时,要采取一对一的形式对患者进行针对性的训练,即一名护士对一个患者,这样可以排除干扰,让患者集中注意力,保持情绪稳定,同时可以控制刺激条件,保证训练的实效性,并能根据患者的反应及时进行训练内容的调整。对进行言语训练的患者训练有所成就时,护士要及时给予患者鼓励,以增强患者康复的信心,同时要观察患者的情绪反应,生理反应,护士要有极好的耐心和爱心,才能帮助患者完成言语功能的康复。

（二）自主训练

患者经过一对一训练后,充分理解了言语训练的方法和要求,具备了独立练习的基础,护士要帮助患者对需要反复练习的内容,督促患者进行自主训练,并定期检查。自主训练可根据康复治疗师的要求,配合选择图片或字卡来进行呼名练习或书写练习,也可用录音机进行复述,听理解和听写练习。还可用电脑进行自主训练,选择可进行自我判断,自我纠正及自我控制的程序训练。

（三）小组训练

小组训练又称集体训练。护士根据患者的不同情况,将患者编成小组开展多项活动,让患者与小组成员之间进行接触交流,其目的是让患者逐渐接近日常交流的真实情景,通过相互接触减少孤独感,学会将个人训练成果在实际中有效地应用。

(四) 家庭康复护理

言语训练是一个长期的过程,需要家庭的配合,护士要教会家属进行言语训练的方法和技术,观察患者在言语训练中身体反应情况,了解并发现患者的生理和心理的问题,及时反馈调整言语训练的内容与方法,鼓励患者树立信心,并与其一起克服困难,才能达到好的康复效果(见表)。

表　失语症的语言治疗流程

病期(月数)		0　　1　　2　　3　　　　6　　　　　　12　　24			
		发病	急性期	语言训练期	慢性期
语言治疗	患者 语言方面	简单的床旁评价	经过观察在暂定的语言诊断的基础上开始训练。	(1) 言语病理学的诊断 (2) 建立治疗计划 (3) 试验性训练 (4) 其他 (5) 再评价 (6) 建立治疗计划 (7) 训练	(1) 促其职业恢复 (2) 促其返回家庭
	患者 心理方面	(1) 心理上的支持 (2) 说明语言障碍的问题		建立语言训练动机	(1) 对障碍的理解和承受 (2) 鼓励与其他患者交流
	家属及周围人	(1) 说明语言障碍的问题 (2) 说明与患者接触的方法 (3) 交往信号的运用		鼓励对语言训练的理解和协作	(1) 对职业场所及关系的调整 (2) 家庭内责任的变更

注:语言训练期的训练内容:

(1) 言语功能:①词汇理解、表达训练;②句法能力训练;③失用的训练;④读字的训练;⑤书写训练;⑥计算功能训练。

(2) 实用交流能力:①交流策略训练;②运用手势、笔谈的训练;③自助具的操作训练。

五、康复护理环境

言语训练的环境要尽可能安静,避免各种噪声的干扰,让患者情绪安定,注意力集中,避免加重患者的紧张,护士的态度要亲切和蔼,患者坐椅要舒适稳当,桌子高度适合;室内照明、温度、通风等条件适宜,房屋应有隔音性,房间内不要摆放过多过杂的物品。护士要限制无关人员的进出,便于患者集中注意力。

失语症恢复的高峰期是发病3~6个月,但发病2~3年后的患者经过康复治疗与康复护理也会有不同程度的改善。因此,早期康复治疗并接受康复护理可以提高患者的康复成功率。

六、语言康复护理方法

(一) 语音训练

护士可以用镜子对着患者,让患者对着镜子模仿护士发音,检查自己的口腔动作是不是与护士做的口腔动作一样。护士画出口形图,告诉患者舌,唇齿的位置以及气流的方向和大小。

(二) 听理解训练

护士可以利用常用物品或常用物品名称的图片,让患者进行辨别,可以每次出示3个常用物品的图片,说出一个物品名称后令患者指出相应的物品图片.此外,护士为了训练患者对语句的理解,还可对其中一个物品的功能或所属范畴进行讲解,可用情景对话的方式与患者进行交流与对话。

(三) 口语表达训练

1. 单词训练

从简单的数字,诗词,儿歌和歌曲开始让患者自动的,机械的从嘴里发出,如一张画有一支铅笔的图片,护士说:"这是一支铅……"患者回答:"铅笔".以自动语为线索,进行提问:如"星期三的后一天是星期几?""今天是几月几日?"等反复训练.可以使用反义词,关联词,惯用语的方法鼓励患者进行口头表达,如护士说"左"让患者接着说"右",还有"上"与"下","黑"与"白","跑"与"跳"等。

2. 复述单词

先进行听觉训练,画片先与对应文字卡片相配,然后给患者出示一组卡片,并说:"我说几遍图中物品名称,请一边看图写字一边注意听。"每个反复听10次,其间隔应为患者能够接受并试着复述的长度。如果患者能自然正确的复述可变换刺激方法,用不同速度和强度,每次刺激让其复述2次。也可刺激后不马上复述,而让其等数秒后再试着复述。进一步不给听觉刺激,只让看字卡或图片然后提问:"这是什么?"以相互关联的单词集中练习,可增加效果,例如:烟、火柴、烟灰缸、桌子、椅子、书架等。

3. 复述句子,短文

用以上复述练习中所用的单词,同其他语词组成简单的句子或短文反复练习。

4. 实用化练习

将练习的单词,句子应用于实际生活。如提问:"杯子里装着什么东西""你渴的时候怎么办?"让其回答。

5. 自发口语练习

看图作画,让其用口语说明看情景画,鼓励患者自由叙述。叙述某日某事或身边发生的事物等。

(四) 阅读理解及朗读训练

1. 视觉认知

画,字组合练习。护士同时摆放出3张图片,将相对应的文字卡片让患者看过后进行组合,即字画统一,当患者能在3张画片中任意组合后,可以逐渐增加卡片的张数,以提高难度训练患者的视觉认知能力。

2. 听觉认知

将单词的文字卡片每 3 张一组摆出,患者听治疗师读一个词后指出相应的字卡。

3. 朗读单词

出示每张单词卡,反复读给患者听,然后鼓励患者一起朗读,最后让其自己朗读。

4. 句子,短文的理解和朗读

(1) 理解:看句子或短文的卡片,让患者指出情景画与相应事物。用:"是","不是"回答,或采用提问句卡,如"糖是甜的吗?""煤是白的吗?"等,反复让患者看和回答。

(2) 朗读:利用句篇卡,按单词朗读的要领练习。由慢速逐渐接近正常。

5. 朗读篇章

从报刊的记事,小说,故事中选出患者感兴趣的内容,同声朗读,开始就以接近普通速度进行,即使跟不上也不等,不纠正,数次后鼓励其自己读。尽量选择有趣的读物反复练习,每日坚持,以提高朗读的流畅性。

6. 书写训练

从抄写和听写单词,简单的短句到复杂的长句,短文,以及让患者看物品图片,写出单词,看动作图片,写叙述短句;看情景图片,写叙述文;最后记日记和给朋友写信等。

七、构音障碍的康复护理方法

构音障碍主要表现为发音器官肌肉的运动功能失调,主要通过调整身体姿势,增强发音器官的肌力,改善其肌张力和增强其协调能力。具体康复护理训练方法如下:

1. 松弛训练

按顺序做足、腿、臀松弛,胸、腰、背部松弛,手与上肢的松弛,肩、颈、头的松弛。目的是为了降低言语肌的紧张性,此法对痉挛型构音障碍较为重要。

2. 呼吸训练

呼吸气流和呼吸气流量的控制是正确发音的基础,也是语调、重音、音节、节奏形成的先决条件。如鼻吸气、嘴呼气。呼气前要停顿,以免过度换气,逐渐增加呼气的时间,在呼气时发摩擦音、元音。

3. 发音训练

根据障碍的类型进行训练。

4. 发音器官运动训练

训练方法有舌的运动,唇的运动,腭的运动,交替运动等。

5. 语音训练

练习发"b"音。

6. 音律训练

音律可使说话更富于感情,因此要多进行音律训练。

7. 补偿技术

通过正规训练,而一些患者仍不能达到交流的目的,为了减轻残疾,可让患者学习发音补偿法。

(随州职业技术学院　戴波)

学习子情境二　截肢后的康复护理技术

【引导案例】

　　2005年7月某日上午8时,沈玉得被一辆手扶拖拉机撞伤左腿,致左下肢外伤后出血、疼痛、不能活动。2 h后,沈玉得被送到城阳医院治疗。经医院检查,沈玉得左大腿外侧中下1/3至小腿中段见长约25 cm左右伤口,创缘不整,挫伤严重。X片示:左胫骨外侧平台粉碎性骨折,左腓骨粉碎性骨折。入院诊断:左胫骨外侧髁开放性粉碎性骨折;左腓骨开放性骨折;左下肢软组织挫裂伤;左腓总神经损伤。当日上午10时,在连续硬膜外麻醉下进行左小腿软组织撕裂伤清创缝合术+左胫骨外侧髁粉碎性骨折复位内固定术,术后予抗感染、止血、消肿等治疗。

　　7月23日18时患者左足不能活动,感觉消失,疼痛剧烈,左下肢有浓烈腥臭味,且有气泡产生,予伤口拆线引流,见伤口内肌肉组织坏死,予双氨水及生理盐水冲洗伤口,医院建议患者转上级医院治疗。

　　2005年7月24日,沈玉得因左膝部外伤,于术后约40 h,因伤口大量渗血恶臭约16 h转住省人民医院。经省人民医院检查:沈玉得左侧大腿近端下方见约5 cm×5 cm皮肤缺损,局部皮肤发黑,挫伤严重,左大腿肿胀明显,膝关节外侧及小腿侧皮肤裂开长约25 cm,肌肉发黑恶臭,小腿及足肿胀明显,小腿后方挫伤严重,足部皮肤苍白。血常规 $WBC 38.6×10^9/L$、$RBC 4.51×10^{12}/L$、$N 92\%$。入院诊断为中毒性休克;左下肢坏疽。急诊在全麻下进行左大腿中上段截肢术。

　　问:应对沈玉得采取什么样的护理措施?

【学习任务】

能力目标:学会截肢的康复护理措施方法。

知识目标:掌握截肢的主要功能障碍评定的方法和康复护理措施。

素质目标:养成康复护理人员良好的心理素质以及职业道德素质,对特殊类型患者要爱心、关心和耐心。

　　截肢是指将没有生命和功能或因局部疾病严重威胁生命的肢体截除的手术,其中包括截骨(将肢体截除)和关节离断(从关节分离)两种。截肢是一种常见的残疾,给患者的生活、学习和工作带来很大的不便。截肢的康复护理是从截肢手术到术后处理、假肢的安装和使用直至患者重返社会全过程的康复训练和护理。

　　截肢的原因主要有创伤(如机器创伤、车祸等)、周围血管性疾病、糖尿病、肿瘤、感染、先天性肢体发育不良。其中创伤、肿瘤、周围血管疾病和感染是截肢最常见的病因。

截肢依据截肢部位的解剖名称来分,可分为上肢截肢和下肢截肢。上肢截肢包括肩胛骨截肢、肩关节离断、上臂截肢、肘关节离断、前臂截肢、腕关节离断、掌骨截肢、指骨截肢等。下肢截肢包括半骨盆截肢、髋关节离断、大腿截肢、膝关节离断、小腿截肢、足部截肢等。上肢截肢和下肢截肢的比例约为1:3～1:5。下肢截肢以胫骨水平截肢最常见。上肢截肢多见于因工作造成损伤的成年男性,以桡骨水平截肢最多见,约占上肢截肢的一半,其中右侧前臂和手的截肢较多见。

一、截肢后的主要功能障碍及评定

（一）主要功能障碍

1. 残肢皮肤破溃、窦道、瘢痕、角化

常见原因有接受腔的压迫、摩擦,尤其是残端的皮肤更容易破溃。

2. 残端骨突出、外形不良。

3. 残肢关节挛缩

残肢关节挛缩的常见原因有:

（1）术后关节长期置于不合适的体位,如残肢垫枕或坐轮椅等。

（2）术后残肢关节没有合理的固定。

（3）瘢痕挛缩。

4. 残肢痛

常见的残肢痛的原因包括残端痛性神经瘤、疤痕黏连、骨刺形成以及断端血液循环障碍或炎症发生等。

5. 幻肢痛

指在截肢术后即刻开始的幻肢感呈钳夹样、烧灼样或针刺样、切割样疼痛。

（二）评定

评定是截肢康复的核心,应贯穿在截肢康复程序的全过程。

1. 截肢患者全身状况的评定

一般情况:如姓名、性别、年龄、截肢日期、截肢原因、截肢部位、安装假肢的时间等。要注意截肢的原因是否患有其他系统的疾病,主要有严重外伤、严重感染、肢体血液循环障碍性疾病、肿瘤、神经系统疾病、先天畸形和发育异常等。目的是判断患者能否装配假肢,能否承受佩戴假肢后的康复功能训练和有无终生利用假肢活动的能力。

2. 其他肢体的情况

其他肢体的情况直接影响截肢后的康复过程,如一侧小腿截肢,而对侧髋关节畸形和伴有髋部周围肌肉麻痹，这对佩戴假肢后的功能训练和假肢使用都造成一定的影响。

3. 残肢的评定

残肢状况对假肢的安装和佩戴后的代偿功能有着直接的影响，理想残肢佩戴假肢后，经过康复训练会得到良好的代偿功能，非理想残肢则相反。对残肢的评定如下：

（1）残肢外形：为了适合现代假肢接受腔的佩戴，残肢形状以圆柱形为佳。评估有无残端畸形，如果残肢关节畸形明显，不宜安装假肢。若假肢负重力线不良或假肢接受腔不合适，可造成患者步态异常。

（2）关节活动度：髋和膝关节活动受限，对下肢假肢的代偿功能产生不良影响。

（3）残肢畸形：如膝上截肢伴有髋关节的严重屈曲外展畸形，膝下截肢伴有膝关节严重屈曲畸形，假肢的佩戴就很困难。当小腿截肢伴有同侧股骨骨折向侧方成角畸形愈合，将对假肢的动力对线造成影响。

（4）皮肤情况：检查局部软组织硬度、皮肤颜色、皮肤温度和感觉等，观察有无感染、瘢痕、溃疡、游离植皮、皮肤松弛、臃肿、皱褶等，这些都影响假肢的佩戴。

（5）残肢长度：包括骨和软组织的长度测量。膝下截肢测量是从胫骨平台内侧至残端，膝上截肢测量是从坐骨结节至残端。对假肢的种类选择，残肢对假肢的控制能力，对假肢的悬吊能力、稳定性和代偿功能等有着直接的影响。

（6）肌力：检查全身及患肢的肌力，尤其对维持站立和行走的主要肌群更要注意。前臂截肢的假手，如果肩和肘部肌力弱，则对假手的控制能力明显减弱。大腿假肢如果臀大肌或臀中肌无力，则步态明显异常。

（7）残肢痛与幻肢痛：重者不能佩戴假肢。

4. 佩戴临时假肢的评定

（1）临时假肢接受腔适合程度的评定：包括评定接受腔的松紧是否合适、是否全面接触、是否全面负重、有无压迫和疼痛等。

（2）假肢的悬吊能力的评定：观察是否有上下窜动即出现唧筒现象。至于下肢假肢的悬吊能力，可以通过站立位残肢负重和不负重时拍片，测量残端皮肤与接受腔底部的距离变化来判断。

（3）临时假肢对线的评定：评定生理线是否正常，站立时有无身体向前或后倾倒的感觉等。

（4）穿戴假肢后残肢情况的评定：如观察皮肤有无红肿、硬结、破溃、皮炎及残端有无由于与接受腔接触不良、腔内负压造成局部肿胀等。

（5）步态评定：观察行走时的各种异常步态，分析产生的原因，予以纠正。

(6) 上肢假肢:要对悬吊带与操纵索系统是否合适进行评定。

(7) 假手功能评定:有无不适感,稳定性;有无控制能力;假手自口到会阴范围内的开闭功能;控制系统的效率;协调性、灵活性,尤其是日常生活活动评定。

通过以上评定对发现的问题要认真处理,经过穿戴临时假肢的康复训练,待假肢已定型良好,以及残肢的周径在连续穿戴假肢2周后不再改变时,就可以安装和穿戴永久性假肢。

5. 穿戴永久性假肢后的评定

(1) 上肢假肢日常生活活动能力的评定:对于一侧假手,主要是观察其辅助正常手动作的功能。

(2) 下肢假肢日常生活活动能力的评定:主要评价站立、上下楼梯、粗糙地面行走、手拐的使用、迈门槛、平地前进、平地后退等。行走能力评定,一般以行走的距离,上下阶梯及过障碍物的能力等作为标准。截肢水平不同,行走能力也各不相同,一般截肢水平越高行走能力越差,以双侧大腿截肢的行走能力为最差。

(3) 对假肢部件及整体质量进行评定:使患者能获得满意的、质量可靠的、代偿功能好的假肢。

(三) 对截肢残疾等级评定

一级肢体残疾:四肢在不同部位截肢或先天性缺肢;单全臂(或全腿)和双小腿(或双前臂)截肢或缺肢;双上臂和单大腿(或小腿)截肢或缺肢;双全臂(或双全腿)截肢或缺肢。

二级肢体残疾:双上肢或双大腿截肢或缺肢;单全腿和单上肢截肢或缺肢;三肢在不同部位截肢或缺肢。

三级肢体残疾:双小腿截肢或缺肢;单肢在前臂、大腿及其上部截肢或缺肢;双拇指伴有示指缺损。

四级肢体残疾:单小腿截肢或缺肢;单侧拇指伴有示指或中指缺损;单侧保留拇指,其余四指截除或缺损。

保留拇指和食指而失去其他三指者,保留足跟而失去足的前半部者不属于肢体残疾范围。

二、康复护理

(一) 康复护理目标

康复护理的主要目标是尽可能地重建丧失的肢体功能,防止或减轻截肢对患者身体健康和心理活动造成的不良影响;刺激潜在能力,恢复或代偿已丧失的功能;尽快使患者恢复较正常的功能,提高生活自理能力和独立性。

1. 使用假肢前

应改善关节活动度、增强肌力,增加残端皮肤的强度,消除残端肿胀,增加健侧肢体的肌力,增加全身的机能。

2. 使用临时假肢后的目标

掌握穿戴的正确方法,若为下肢,应立位平衡,假肢侧单腿站立时间在3～5秒以上,不用拐杖行走,能上、下台阶、迈门槛、左右旋转等。

3. 使用正式假肢后的目标

减少异常步态;跌倒后能站起来;对突然的意外能做出反应;提高步行能力;假手能达到日常生活自理。

(二)康复护理原则

加强心理护理,鼓励主动参与,预防并发症的发生。

1. 观察要点

截肢患者是否适合使用假肢,主要从四个方面来观察。

(1)肌力和关节活动范围:膝上截肢患者使用假肢,其髋关节必须具有健全的主动后伸及外展功能;膝下截肢患者,其膝关节伸展应正常。

(2)视觉:在学习使用假肢行走中,视觉反馈对于补偿截肢肢体的感觉很重要。如果视觉障碍程度已达到看不清自己足的位置,将导致使用假肢困难。

(3)心血管系统:使用假肢的患者行走时将比正常人消耗更多的能量。膝上截肢者行走时将比正常人多消耗65%～100%的能量,膝下截肢者多消耗25%～45%的能量,因而对心血管疾病患者应慎重。因闭塞性脉管炎截肢的患者,如果对侧肢体亦有间歇性跛性,使用假肢将加重其供血不全的状态。

(4)中枢神经系统:脑血管病引起的器质性脑病,可导致记忆和学习运动能力减退,不利于假肢的使用。

2. 心理护理

对截肢患者来说,大多数患者缺乏心理准备,表现为震惊,不能接受,自我孤立,不配合甚至拒绝接受治疗。因此,在临床工作中要加强心理护理,帮助患者重新确立自尊,正视现实,正确认识疾病和自我价值,以积极的态度投入康复训练中去。同时还应预先告知患者,其截肢平面的高低将影响美观和术后的伤残程度,患肢可能发生新的感觉,并详细介绍康复目标、康复训练计划和方法及康复所需的大概时间,以取得患者的配合。

3. 截肢术前的康复护理

除做好常规的外科术前准备外,还应通过以下措施为术后康复创造条件。

(1)上肢截肢:应进行单手日常生活活动训练,逐步进行手指精细功能的训练。如截肢侧为利手,需将利手改变到对侧手的"利手交换训练",便于术后健手能完成利手的功能。

(2) 下肢截肢：对下肢截肢者(以单侧为例)，只要病情允许，应进行单(健)足站立平衡训练和持拐训练，以便为术后早日康复打好基础。为了更好地使用拐杖，需让患者进行健肢抗阻训练、俯卧撑训练，使上下肢有足够的肌力。同时应教会患者采用三点步、迈至步、迈越步等持拐行走的技术。

4. 截肢术后的康复护理

(1) 术后正确体位：为了预防术后残端关节挛缩，术后应选择适合的体位，如定期仰卧位。大腿截肢后要预防髋屈曲、外展、外旋，小腿截肢要预防膝屈曲。术后应尽早离床，在医护人员指导下进行关节活动和肌力训练。

(2) 术后残端护理：对残端的护理应注意保持局部干燥、清洁，为了减少残端渗出、水肿、促进残端定型和防止残端痛的发生，在术后2周内应实施石膏绷带包扎，切口愈合拆线后改用弹力绷带软包扎，包扎时应从残端远端开始斜行向近端包扎，且远端包扎较紧，近端略松。

(3) 术后即装假肢：对小腿截肢和前臂截肢者，术后在手术台上即刻安装临时假肢，这对残肢定型、早期离床功能训练、减少幻肢痛有积极治疗作用。

(4) 截肢术后应尽早穿戴临时假肢：一般在术后3周内穿戴，并进行下列内容的训练：

①穿戴临时假肢方法的训练　小腿假肢，残肢应穿袜套，如果残肢萎缩接受腔变松时，需增加袜套的层数；大腿假肢的穿戴方法是利用一块绸子将残肢包裹，然后将残肢插入接受腔后，绸子的尾端通过接受腔底部的气孔，牵拉绸子使残肢完全进入接受腔底部位，最后将绸子拉出。

②站立位平衡训练　一般在双杠内进行，联系双下肢站立、健肢站立平衡、假肢侧站立平衡。

③迈步训练　先是假肢侧迈步，过渡到假肢侧站立，健肢迈步。由双手扶杆到单手扶杆，由双杠内到双杠外。

④步行训练　可用拐或步行器辅助，最后到独立步行，逐步进行转弯、上下阶梯及过障碍物的训练。

应强调的是一旦穿用临时假肢就不要再乘坐轮椅，更不是每日仅仅短时的运动训练，而应该坚持每日5~6 h的各种训练。

(5) 穿戴永久性假肢后的训练：一般要求在穿戴永久性假肢前康复训练已基本完成。

①上肢假肢的假手所需要的训练　假手在身体各部位的开闭动作、日常生活活动训练，更要进行利手交换的训练。

②下肢假肢的训练　强调对各种异常步态的矫正，如侧倾步态、外展步态、划

弧步态等。

③对几种特殊路面的训练 如在石子路、沙地等步行的训练。

④灵活性训练 倒地后站起、搬动物体、对突然意外做出快速反应能力的训练等。

(三)家庭健康教育

1. 保持适当的体重

现代假肢接受腔形状、容量十分精确,一般体重增减超过了 3 kg 就会引起接受腔的过紧过松,所以保持适当的体重很重要。下肢截肢穿戴假肢行走消耗能量比正常人大得多,截肢水平越高耗能越大,不同部位截肢比正常多耗能的比例是:膝下 10%～40%,膝上 65%～100%,双膝下 41%,一侧膝下另一侧膝上平均 75%,双侧膝上 110%,髋离断 75%～150%。

2. 防止残肢肌肉萎缩

防止残肢肌肉萎缩是非常重要的,如小腿截肢要做幻足训练,即残留的肌肉训练。

3. 防止残肢肿胀或脂肪沉淀

残肢应该用弹力绷带包扎,只要脱掉假肢就要包扎,尤其是夜间或因某些原因一段时间不能穿戴假肢时均要进行包扎。包扎时愈靠近残端末梢压力应愈大。

(四)常见残肢并发症的康复护理

残肢常见并发症有幻肢痛、残端痛、肿胀、关节挛缩、残肢溃疡、骨刺、瘢痕滑囊炎及皮肤病等,可以通过药物、训练、物理疗法、清洁保护、选择合适的接受腔来治疗。但常见的并发症是疼痛与肿胀。

1. 幻肢痛

目前被认为是由于截肢后破坏了双侧肢体末梢神经冲动向大脑皮层传送的平衡而引发的。如有发生,应认真处理,治疗的主要方法包括物理疗法、应用中枢镇痛剂、心理治疗、针灸治疗、术后立即穿戴假肢、手术治疗等。

2. 残端痛

主要原因为神经瘤。可采用下列方法治疗,有局部普鲁卡因封闭治疗、穴位刺激、经皮神经电刺激、超声波治疗等,对症状严重不能缓解的患者可考虑手术切除神经瘤。

3. 肿胀

截肢后残端血液循环较差,如肿胀轻微,休息后可自行缓解,可不做特殊处理,同时穿戴假肢促进水肿的消除。如肿胀严重,可用弹力绷带包扎,以改善静脉回流,减轻肿胀,包扎时 8 字缠绕,每 4 h 改缠一次,夜间可持续包扎。

4. 残端挛缩

残端挛缩可采用关节全范围运动、牵引等方法进行治疗。

三、康复健康教育

注意安全,避免跌倒等意外,密切观察残肢病情变化,防止残肢并发症,定期随访门诊。截肢患者应正确对待自己的疾病,树立战胜疾病的信心,消除自卑、悲观和抑郁的心理,培养积极、乐观的生活态度,使患者以主动向上的态度投身于截肢术的康复训练中去,利用健肢做力所能及的事,提高患者的生活质量,促其早日生活自理。

【考查案例】

患者男,26岁,农民,2009年6月2日上午8时不幸被车撞伤,右下肢严重毁损,急诊收入我院。查体:T 36 ℃,P 126 次/min,R 24 次/min,BP 99/57 mmHg(8 kPa),神志清楚,面色苍白,痛苦面容。右下肢血肉模糊,大量泥沙污染,活动性出血,立即给予加压包扎止血,吸氧3 L/min,心电监护,开放两条静脉通道快速补液,扩充血容量,急诊X线胸片及右股骨正侧位片,完善相关辅助检查,做好术前准备,与患者家属协商后施行右大腿中上段截肢术,术后残端留置引流管一根,加强抗感染、止血、输血、镇痛等治疗,术后第一天残肢少量渗血,引流管引出少量血性液体,第三天拔出引流管,伤口无渗血,第八天右下腿伤口下方稍红肿,局部皮肤张力增高,触痛,即行右下腿伤口拆除缝线并引流,经综合治疗与护理后,住院50 d后,患者残端伤口愈合出院。

问:(1) 给出截肢后的残肢评定;
(2) 拟出截肢术后的康复护理措施。

技能训练

技能 假肢

假肢是用于弥补截肢者肢体缺损和代偿其失去的功能而制造、装配的人工肢体。假肢的使用可以代偿已失肢体的部分功能,使截肢者恢复一定的生活自理能力。其安装受截肢部位、残肢条件、肌力情况、装配假肢后的功能训练等影响,需要患者、康复工程师、康复医生的通力合作才能完成。

一、假肢的分类

按结构分类,分为壳式的假肢(外骨骼假肢)和骨式假肢。

按装配时间分类,分为临时假肢和正式假肢。临时假肢一般用于截肢早期,以促进残肢定型。正式假肢为长期正常使用的。

按驱动动力源分,分为自身动力源假肢和外部动力源假肢。

按假肢的主要用途分,分为装饰性假肢、功能性假肢、作业性假肢和运动性假肢等。

二、使用假肢的康复护理

1. 心理康复护理

截肢对患者会产生巨大的心理打击,悲观失望,失去对生活的信心,痛苦万分。康复护理人员要帮助患者认识自身的价值,重新树立起自尊、自强、自信的观念,面对现实采取接受和承认的态度,积极投入康复功能训练中。同时还要做好家属及其亲友的工作,一起做好患者的心理安慰工作。

2. 截肢后的体位护理。

3. 功能训练。

4. 残肢的固定护理。

5. 疼痛护理。

三、穿戴假肢的护理

1. 预防并发症的护理

要注意观察因假肢接收腔的压迫、摩擦,易造成残端皮肤瘢痕的破溃,护理人员要注意观察并可在残肢上用软袜套,减少和避免皮肤瘢痕受压或摩擦,如果症状严重者要及时通知康复工程师或康复医生进行假肢的调整。残肢关节挛缩的预防是一个重要内容,造成残肢关节挛缩的原因是多方面的:①术后关节体位长期不合理;②术后残肢关节没有合理固定;③瘢痕引起。预防的有效方法是尽早进行功能锻炼,患者进行主动和被动的关节活动;变换体位,或用沙袋加压关节;或进行手术治疗。

2. 体位康复护理

为防止残肢的关节挛缩,应使用正确的体位,如小腿截肢者,膝关节应固定在伸展位;膝上截肢者要使髋关节保持伸展位,可每天进行俯卧位几次,减少屈曲的时间,经常更换体位。

3. 功能训练的护理

穿戴假肢后应尽早开始功能训练,开始可利用助行器练习残肢站立训练,时间为1~5 min,然后脱下假肢返回床上,经几次训练后患者能站立几个5分钟,且能耐受时,可转到平衡杠内进行站立平衡训练和试走。患者因功能训练往往会产生疼痛,护理人员要及时观察患者的身体反应。

4. 残端瘢痕的护理

保护好残端是保证患者能长期穿戴假肢的关键,也是患者利用假肢实现生活自理的关键。

(1) 保护残端的皮肤

观察残端有无皮肤颜色异常改变,有无压痛,接受腔是否合适,以避免皮肤损伤。

(2) 残端瘢痕保护

残端瘢痕如果愈合在骨骼上,如小腿残肢,会造成皮肤无法移动,易受到假肢接受腔的摩擦、压迫而破溃,而且伤后很难治愈。护理人员要及时发现,反馈给康复医生进行接受腔的修整,及时进行换药抗感染,或用软袜套套在残端以减少皮肤的摩擦或受压。

(3) 保持残端的清洁

必须保持残肢的清洁,每天要进行仔细的清洗,并保持干燥。接受腔内的衬套要每天换洗。

(4) 保证接受腔的适配

患者需配备几个残肢套进行自我调节,残肢套中用纯棉制成,厚薄不一,患者可以用它来调整残肢的粗细,但最多不要超过三层。否则需要换接受腔。

(5) 假肢的维护

每晚将假肢卸下后,要对假肢进行清洁,检查假肢结构的完好,螺丝有无松动;发现异常时要及时修理,有条件者可定期到矫形师处进行检查维修。

(随州职业技术学院 肖娟)

习 题

一、案例分析

【病例一】 张某某,男,8岁,脑性瘫痪导致双下肢重度痉挛性畸形,手术前不能站立。患者站立后位检查,双下肢重度股内收及尖足畸形.下肢痉挛性畸形应用微创手术治疗获满意矫正,且皮肤很少遗留手术切口瘢痕。术后 10 个月随访下肢痉挛性畸形矫正,患者能独自站立及行走。

问:给出患者的主要功能锻炼方法?

【病例二】 刘某某,3 岁,女,入院时间:2007 年 5 月 23 日,病情:早产 5 周,10 个月翻身,12 月会坐,26 个月能四爬,不能独站及独走。检:双下肢肌张力高,膝腱反射活跃,双手精细运动较差。临床诊断:脑瘫(痉挛型双瘫),主要问题:(1) 双下肢肌张力高;(2) 双下肢分离运动较差;(3) 不能独站;(4) 认知能力欠佳。

问:治疗的目的是什么?该患者需要进行哪些康复训练?

【病例三】 何某某,2 岁,男,入院时间:2007 年 8 月 22 日,病情:早产 1 个月,顺产,羊水早破,出生时窒息,体重 2.45 kg,9 个月时发现不能独坐,眼睛斜视,目前双下肢张力高,膝腱反射活跃。临床诊断:脑性瘫痪。主要问题:(1)双下肢肌张力高;(2)抗重力肌肌力弱;(3)双下肢分离运动较差,四趴欠灵活。

问:治疗的目的是什么？该患者需要进行哪些康复训练？

【病例四】 病人严某1993年因为左膝关节肿胀到武汉某三甲医院就诊并诊断为类风湿性关节炎。继而开具强的松之类的药物长期服用。期间1995年开始左侧髋关节疼痛,1996年因为左侧髋关节肿胀住院治疗一次,1997年开始右侧髋关节疼痛,X线报告说是双侧股骨头坏死。1999年被医方通知停止服用强的松。2007年4月10日一如既往的复诊,医方建议病人做双侧股骨头置换。4月19日在手术台上,医方又建议病人先做左侧的膝关节置换和左侧的股骨头置换,23日左侧膝关节置换和左侧股骨头置换术同时完成。术后病人持续性出血不止,给病人使用大量的止血药物收效甚微。12日病人在病危的情况下被推到手术室做血肿清除术,14日再次重复此血肿清除术。24日检查并且确诊病人患有血友病。由于血友病的过迟诊断和多次的手术加重创伤,导致病人的伤口迟迟无法愈合。6月底,患者作截肢手术,术后一切顺利,伤口愈合良好,110日后,病人出院回家。

问:(1) 给出截肢后的评定；
　　(2) 拟出截肢术后的康复护理措施。

【病例五】 郑某,男,71岁,糖尿病病史多年,半年前因外伤致左足感染,未得到正确治疗,感染扩散至小腿中上段,拟行手术截肢。

问:(1) 给出截肢后的残肢评定项目；
　　(2) 拟出截肢术后的康复护理措施。

二、单项选择题(四个选项)

1. 运动疗法在康复中的作用不正确的是　　　　　　　　　　　　（　）
   A. 提高中枢神经系统和植物神经系统的调节能力
   B. 有利于炎症的吸收
   C. 维持和恢复运动器官的形态和功能
   D. 提高代谢能力,改善心肺功能

2. 下列关于运动疗法特点正确的是　　　　　　　　　　　　　　（　）
   A. 以被动运动为主要手段
   B. 对设备要求高,主要借助器械锻炼
   C. 是一种治疗和预防的手段
   D. 以恢复到未病前状态

3. 根据生物力学和运动学的原理,发展肌力体力改善关节活动度的方法是
   　　　　　　　　　　　　　　　　　　　　　　　　　　　　（　）
   A. 平衡和协调功能训练　　　　B. 增强肌力训练

  C. 关节活动功能训练   D. 增强耐力训练
4. 根据生物力学和运动学的原理，运动疗法不包括 （ ）
  A. 平衡训练   B. 增强肌力训练
  C. 关节活动功能训练   D. 增强耐力训练
5. 以下平衡练习原则的是 （ ）
  A. 先练习站位再练习坐位   B. 从单足到双足站立平衡
  C. 先练习坐位再练习卧位   D. 先练习坐位再练习站位
6. 不属于脑瘫高危因素的是 （ ）
  A. 脑缺氧缺血   B. 颅内出血
  C. 早产和低出生体重   D. 营养不良
7. 下列患者选择合适轮椅的标准中哪项是错误的 （ ）
  A. 座位高度   B. 靠背高度
  C. 扶手高度   D. 患者高度
8. 下列关于理想的残肢的描述，哪项是正确的 （ ）
  A. 长度适中，以中短残肢为好
  B. 残端无骨刺，局部可有压痛
  C. 残端皮肤健康平整、疤痕少、无黏连、无溃疡
  D. 残肢关节无挛缩，无畸形，有三级以上的肌力

三、简答题
1. 简述脑瘫高危儿的早期康复干预措施？
2. 截肢术后穿戴临时假肢应进行哪些训练？

参 考 文 献

[1] 李树贞,赵曦光.康复护理学.北京:人民军医出版社,2001
[2] 李晓松.护理学基础.北京:人民卫生出版社,2008
[3] 王玉龙.康复评定.北京:人民卫生出版社,2000
[4] 曹伟新,李乐之.外科护理学.北京:人民卫生出版社,2007
[5] 杜克,王守志.骨科护理学.北京:人民卫生出版社,1995
[6] 胥少丁,葛宝丰,徐印坎.实用骨科学(第2版).北京:人民军医出版社,1999
[7] 全国卫生专业技术资格考试专家委员会.康复医学与治疗技术考试习题集.北京:人民卫生出版社,2009